GROUNDING

Titel der Originalausgabe:
The Grounding Companion – Tap Into the Healing Power of Nature for Health, Longevity, and Vitality
Zuerst erschienen bei Fair Winds Press, einem Imprint von Quarto,
1 Triptych Place, London SE1 9SH, United Kingdom, 2025

Deutsche Erstausgabe
1. Auflage 2026

Holzstraße 26, 80469 München
sekretariat@knesebeck-verlag.de
Ein Unternehmen der Média-Participations

Projektleitung: Anja Sommerfeld, Knesebeck Verlag
Übersetzung: Petra Schulz, Trier
Lektorat, Korrektorat und Satz: FSM Premedia, Münster
Umschlagadaption: Leonore Höfer, Knesebeck Verlag
Druck: C & C Offset
Printed in Pontian, Johor, Malaysia PC112025

FSC www.fsc.org MIX Papier | Fördert gute Waldnutzung FSC® C007207

ISBN 978-3-98962-060-5

www.knesebeck-verlag.de

DONNA RASKIN

GROUNDING

Wie du dich erdest und zu mehr Wohlbefinden, innerer Balance und Energie findest

Illustriert von
Bea Müller

Übersetzt von
Petra Schulz

KNESEBECK

INHALT

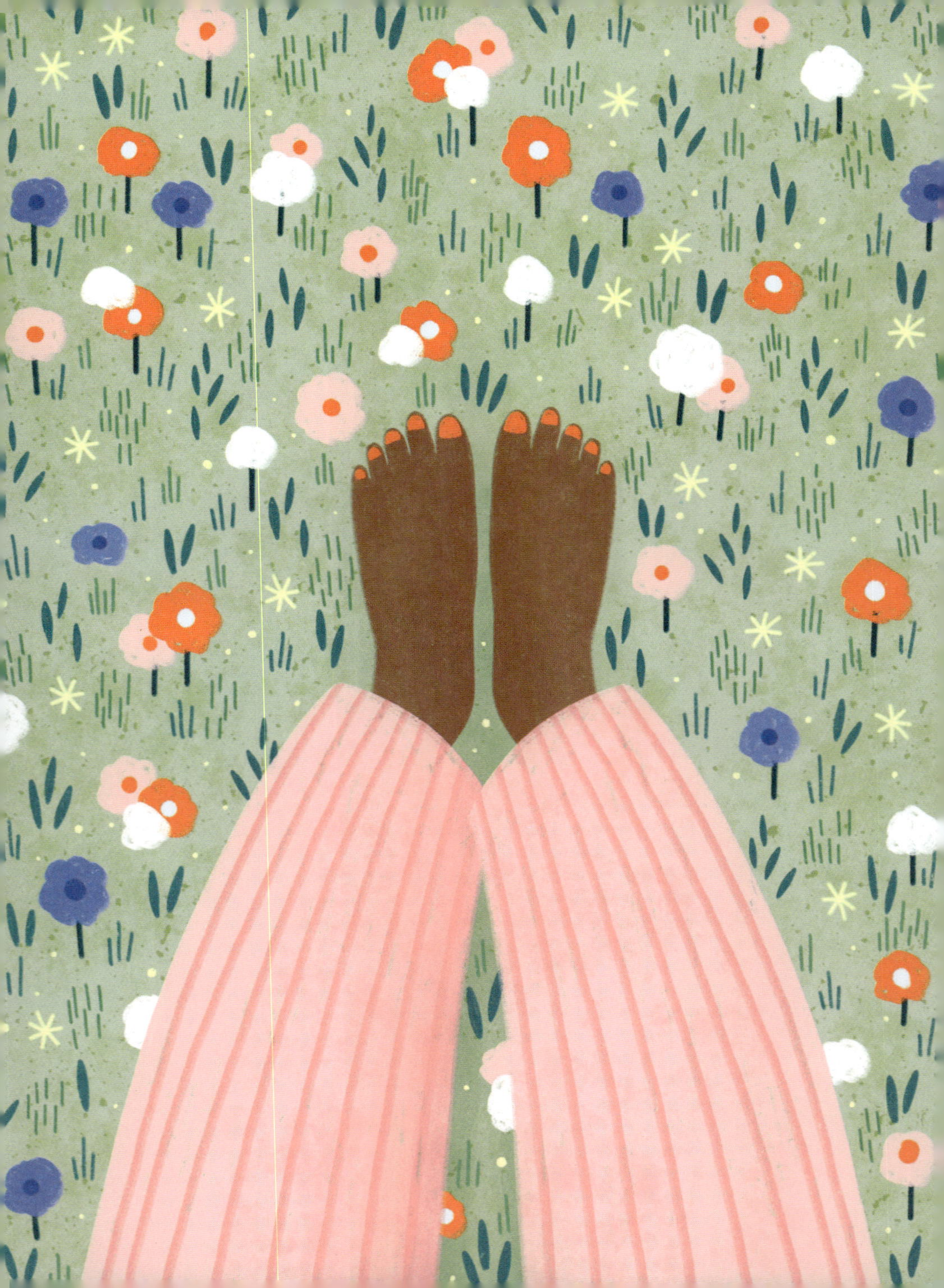

EINLEITUNG

„Finde deinen Platz auf dem Planeten. Erde dich, bevor du Verantwortung übernimmst.“

GARY SNYDER

Bevor du dich mit der Wissenschaft zum Grounding beschäftigst und damit, welche Leiden es lindern kann, habe ich ein kleines Experiment für dich, damit du spüren kannst, was es heißt, sich zu erden. Perfekt wäre es jetzt natürlich, draußen zu sein, aber im Moment ist alles „gut genug“ so, wie es ist. Zieh deine Schuhe und Socken aus, setz dich hin und stell deine Füße flach auf den Boden; am besten sitzt du auf der vorderen Kante des Stuhls oder Sofas. Entspanne die Schultern und atme ein paarmal tief ein. Auch wenn es dir sonst eigentlich gut geht, spüre nach, wie sich der Kontakt der Füße mit dem Boden anfühlt. Bist du ruhiger? Zentrierter? Und vor allem: Nimmst du nun, da die Füße Kontakt mit dem Boden haben, bewusster wahr, wo du bist? Genau das meinte Ram Dass, früherer Harvard-Professor und spiritueller Autor, mit den Worten: „Sei jetzt hier.“

Er meinte, dass du Glück, inneren Frieden und bessere Gesundheit erlangen kannst, wenn du dich weniger von Handys und Bildschirmen ablenken lässt und stattdessen deinen Körper mit deinem Platz auf der Erde verbindest. Natürlich ist Grounding keine Wunderheilung, aber es ist eine Praxis, die chronische Krankheiten wie Entzündungen oder Angstzustände lindern kann, oder auch akute Probleme wie Jetlag.

Grounding fühlt sich an, als hättest du dich verlaufen und würdest plötzlich wieder erkennen, wo du bist. Du bist hier. An einem Ort auf der Erde. Diese Erkenntnis kann dir Frieden und Heiterkeit bringen, so als ob deine und die dich umgebende Energie nicht mehr um dich herumwirbeln würden, sondern sich plötzlich wie eine Decke um deine Schultern legen, nur weil du deine Füße sanft auf den Boden gesetzt und dich mit der Energie der Erde verbunden hast.

Es gibt eine spezifische wissenschaftliche Bedeutung von Grounding – die detaillierte Forschung dazu werden wir in diesem Buch noch erklären. Dennoch wollen wir den Begriff weiter fassen und uns auch mit anderen Wegen beschäftigen, wie Menschen sich mit der Erde verbinden. In einigen Forschungsarbeiten zum Grounding wurde festgestellt, dass sich immer dann, wenn der menschliche Körper in Kontakt mit der natürlichen elektrischen Ladung der Erde ist, der Fluss der menschlichen Energie im Körper stabilisiert. Dies kann dabei helfen, Entzündungen zu reduzieren, Schmerzen zu lindern und das allgemeine Wohlbefinden zu verbessern.

Alle Methoden, die wir hier unter Grounding – manchmal auch Earthing genannt – zusammenfassen, haben wissenschaftliche Relevanz. Forschungen haben gezeigt, dass regelmäßiges Barfußlaufen draußen, preiswerte Grounding-Methoden drinnen beim Schlafen oder Sitzen, Waldbaden, Baden im Wasser und Schwimmen viele Krankheitssymptome lindern können.

Das bedeutet jedoch nicht, dass Wissenschaftler:innen oder Ärzt:innen bereits herausgefunden haben, warum diese Methoden helfen. Einige Beobachtungen sind beruhen auf persönlichen Erfahrungsberichten. Wenn du dich einfach „besser fühlst", wenn du draußen bist, kann weder eine wissenschaftliche Doppelblindstudie an einer Universität ganz genau messen, inwiefern du dich anders fühlst (besonders im Vergleich dazu, wie du dich gefühlt hättest, wenn du nicht nach draußen gegangen wärst), noch kann man wahrscheinlich wissenschaftlich feststellen, warum genau es dir besser geht. Obwohl es eindeutige Studien gibt, die zeigen, dass das Verbinden mit der Erde in der Natur die Gesundheit verbessern kann, gibt es noch keine exakten wissenschaftlichen Erkenntnisse über die genauen Details zum Elektromagnetismus und dessen positive oder negative Auswirkungen auf den menschlichen Körper.

Ist das wichtig? Kommt drauf an. Manche Menschen vertrauen auf ihre eigene Erfahrung, während andere gern einen sachlichen Beweis hätten. Aktuell gibt es zahlreiche wissenschaftliche Nachweise zu den meisten dieser Praktiken, und wenn es diese gibt, findest du die entsprechende Forschung in diesem Buch.

Egal welcher Typ Mensch du bist: Hier findest du viele Ideen dazu, wie du dich erden kannst, wenn du mit Ängsten umgehen musst, besseres und gesünderes Essen zu dir nehmen willst oder an Orte in der Welt reisen möchtest, an denen Millionen Menschen Ruhe gefunden haben.

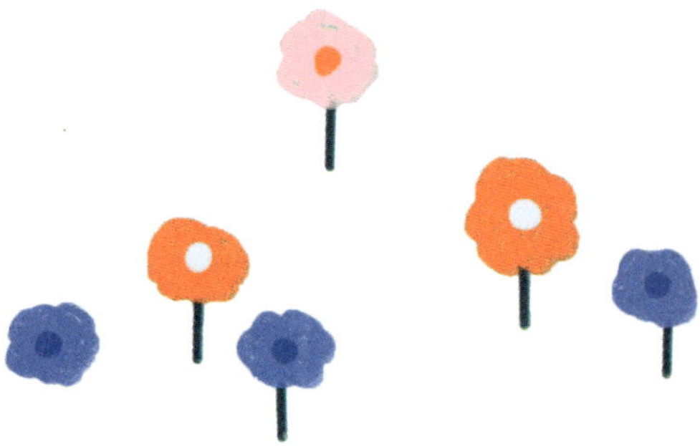

1

GROUNDING – UND DIE WISSENSCHAFT DAHINTER

„Ich singe den Leib, den elektrischen.“

WALT WHITMAN

Auch wenn sich der Begriff Grounding insbesondere auf die Verbindung zwischen deinem Körper und der Erde durch elektromagnetische Energie bezieht, möchten wir in diesem Buch auch andere Arten der Interaktion deines Körpers mit verschiedenen Landschaften und Elementen betrachten, die heilsam sein können, einschließlich Wasser, Luft und Erde. Zunächst soll es aber um das spezifische und detaillierte Verständnis von Grounding gehen, also darum, wie die elektromagnetische Verbindung mit der Erde deiner Gesundheit guttun kann.

Nach Aussage der Weltgesundheitsorganisation (WHO) existieren überall um uns herum elektromagnetische Felder durch die Bewegung von Wellen elektrischer und magnetischer Energie. Diese Energiefelder umgeben uns ständig. Das Magnetfeld der Erde lässt einen Kompass funktionieren, und Tiere erkennen durch Elektromagnetismus, wohin sie fliegen oder schwimmen müssen.

Wenn du durch den Regen läufst, wirst du nass. Gegen einen starken Wind kannst du dich lehnen. Du kannst Regen sehen und fühlen, ebenso wie den Wind, der Bäume, Äste und Blätter in deiner Nähe bewegt. Elektrizität kannst du nicht sehen (außer bei Blitzen am Himmel) und ihre Wirkung nicht unbedingt fühlen; das heißt aber nicht, dass Elektrizität nicht mit dir interagiert! Dein Körper muss tatsächlich die ganze Zeit mit Elektromagnetismus umgehen.

Für die Wissenschaft war es schwierig, die potenziellen Auswirkungen von Elektromagnetismus auf Individuen vollständig zu verstehen. Über viele Generationen gab es Elektrizität, Magnetfelder und elektromagnetische Felder nur in der Natur. Heute dagegen sind die Menschen allen Arten von künstlichen elektromagnetischen Feldern ausgesetzt, von kleinen Mobiltelefonen bis zu großen Energienetzen. Die WHO schreibt auf ihrer Website: „Jeder ist zu Hause und am Arbeitsplatz unterschiedlichsten schwachen elektrischen und magnetischen Feldern ausgesetzt, die durch das Erzeugen und Weiterleiten von Elektrizität, durch Haushaltsgeräte und Industrieanlagen sowie durch Telekommunikation und Rundfunk entstehen."

Beeinflussen alle diese Felder, egal ob schwach oder stark, unsere physische und psychische Gesundheit? Durchaus. Sehr starke elektromagnetische Felder sind nachweislich gefährlich für Menschen, Tiere und Pflanzen. Außerdem geht von solchen Feldern eine Strahlung aus, also die Emission von Energie in Form von Wellen oder subatomaren Partikeln. Es gibt zwei Arten elektromagnetischer Strahlung: ionisierende und nichtionisierende. Ionisierende Strahlung kann Elektronen aus einem Atom entfernen, was zu Schäden an Körperzellen führen kann. Nichtionisierende Strahlung hat genügend Energie, um Atome in einem Molekül zu bewegen und zum Vibrieren zu bringen, wodurch sich das Atom erhitzt, aber die Energie reicht nicht aus, um Elektronen aus den Atomen zu entfernen.

Wenn also diese elektromagnetischen Felder und ihre Strahlung die Anordnung von Atomen verändern, beeinflussen sie dann auch unsere Zellen? Natürlich! Die Environmental Protection Agency (EPA) z. B. berichtet, dass besonders niederfrequente elektromagnetische Felder möglicherweise krebserregend sind, da sie mit erhöhten Zahlen von Leukämie bei Kindern in Verbindung gebracht werden. Woher weiß die Wissenschaft das? Weil nicht alle Elektrizität menschengemacht ist. Wenn man vom Blitz getroffen wird, reagiert der Körper auf diesen elektrischen Schlag mit einer Reihe von Verletzungen, wie Gehörverlust, Herzstillstand und Verhaltensänderungen. Das liegt daran, dass wir ein elektrisches System im Körper haben und unsere Gesundheit einem empfindlichen Energiegleichgewicht unterliegt, wie alles, was menschlich ist.

DAS HERZ UND ELEKTRIZITÄT

Im menschlichen Körper fließt elektrischer Strom. Nerven leiten elektrische Impulse weiter und die meisten Körperfunktionen beruhen auf der Bewegung geladener Teilchen. Nicht nur das Gehirn funktioniert elektrisch, sondern auch das Herz; deshalb wird bei Herzstillstand ein Defibrillator benutzt – ein Gerät, das dem Herz einen Stromstoß versetzt. Man sollte darum auch nicht neben einer Mikrowelle stehen, wenn man einen Herzschrittmacher hat, denn wenn dieser einem starken Energiefeld ausgesetzt wird, kann es zu Fehlfunktionen kommen.

Damit wir gesund bleiben, gibt es im menschlichen Körper ein Netzwerk von Zellen, das sogenannte Erregungsleitungssystem, das elektrische System des Herzens. Die Zellen in diesem System generieren elektrische Impulse und senden so Signale, anhand derer das Herz Blut in einer bestimmten Geschwindigkeit pumpt.

Dein Herzschlag ist vollständig abhängig vom elektrischen System deines Körpers, das Teil des vegetativen Nervensystems ist. Dieses funktioniert unbewusst und steuert nicht nur das Herz, sondern auch die Atmung und Verdauung. Deshalb atmet man flacher, wenn man nervös ist, oder man bekommt vielleicht Bauchschmerzen.

So wie die Pumpfunktion des Herzens elektrisch gesteuert wird, nutzen die Neuronen im Gehirn ebenfalls elektrische Ladungen und Ionen, um richtig zu funktionieren. Da Elektrizität mitverantwortlich ist für die Hirngesundheit und die Hirnfunktionen, wurde in der Medizin im Laufe der Jahre elektrische Stimulation angewendet, um die Gehirnfunktion zu verbessern (oder zu schädigen). Durch Gehirnstimulation können unter anderem affektive Störungen wie Depressionen und Schizophrenie behandelt werden.

Unser ganzer Körper – Herz, Gehirn und alles dazwischen – besteht aus Zellen, die wiederum aus Atomen bestehen. Einige dieser Zellen sind gesund, während andere freie Radikale enthalten. Es ist wissenschaftlich erwiesen, dass freie Radikale für eine Vielzahl gesundheitlicher Probleme verantwortlich und dass Zellen „elektrisch" sind. Früher glaubte man, dass dies nur auf Nervenzellen im Gehirn und Muskelzellen wie das Herz zutreffe, aber inzwischen ist klar, dass jede Zelle eine eigene kleine Batterie hat. Unsere Körper sind genauso elektrisch wie die Erde und deren Atmosphäre. Wenn du über einen Teppich reibst und dann jemanden berührst, gibt es einen „Schlag", denn ihr beide seid dann elektrische Leiter.

WAS IST, WENN ZELLEN KRANK WERDEN?

Wenn gesunde Zellen eine geringe elektrische Ladung haben, was passiert mit der Elektrizität in nicht gesunden Zellen? Die Antwort könnte etwas mit freien Radikalen zu tun haben, aber hier steckt die Forschung noch in den Kinderschuhen.

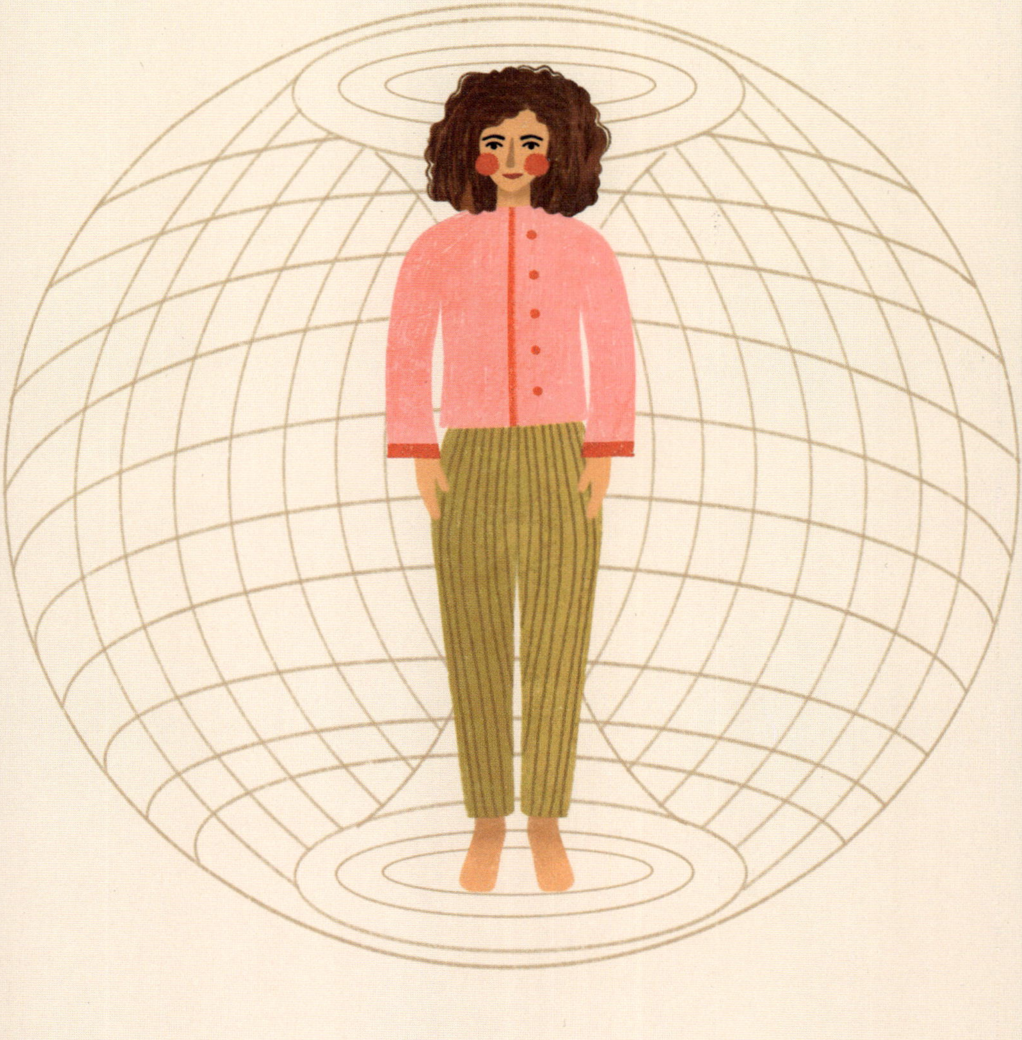

Freie Radikale sind Zellmoleküle mit einem ungepaarten Elektron. Ihre positive Ladung muss mit einem weiteren Elektron neutralisiert werden. Zur Bekämpfung freier Radikale benötigt man Antioxidantien, die man über die Nahrung aufnehmen kann oder durch Grounding mit der Erde, die kontinuierlich negativ geladene Ionen und Elektronen bietet. Wenn freie Radikale ein physikalisches System überlasten, etwa ein Organ wie die Haut, das Herz oder die Nieren, dann leidet dieses System unter oxidativem Stress. Freie Radikale können alle Teile des menschlichen Körpers einschließlich der DNA verändern und verschiedene Krankheiten auslösen.

Erste Forschungen haben ergeben, dass elektromagnetische Felder freie Radikale begünstigen und oxidativen Stress im Körper auslösen können. Die Forschung steht hier noch am Anfang, aber einige Wissenschaftler:innen glauben, dass Grounding – eine gesunde Verbindung zum elektrischen Feld der Erde – hier guttun kann.

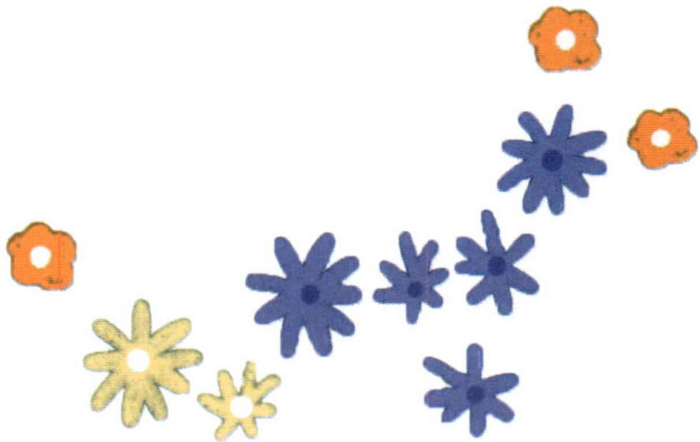

EINE KURZE GESCHICHTE DES GROUNDINGS

Technisch gesehen ist Grounding eine Therapie, bei der sich der Körper durch Elektromagnetismus mit der Erde oder einer Grounding-Matte verbindet. Einige Medizinhistoriker:innen erklären dies mit dem chinesischen Konzept des Qi, der Lebensenergie. Andere glauben, dass „Grounding“ oder „Earthing“ auf die 1990er Jahre zurückgeht, als der Kabelfernsehverkäufer Clint Ober dachte, dass das Verlegen von Kabeln in der Erde die Gesundheit verbessern könnte.

Obwohl Ober sich mit Ärzt:innen austauschte und andere Mediziner:innen Studien über Grounding und Earthing durchführten, gibt es keine hinreichenden Doppelblindstudien zur Wirkungen des Groundings. In den letzten Jahren erschienen jedoch Artikel darüber in angesehenen wissenschaftlichen Zeitschriften, z. B. im *Biomedical Journal* und im *Journal of Inflammation Research*. Die Ärzt:innen Gaétan Chevalier, Gregory Melvin und Tiffany Barsotti veröffentlichten 2023 eine randomisierte Doppelblindpilotstudie in der Zeitschrift *Health*, die zeigte, dass ein einstündiger Kontakt mit dem Erdboden Entzündungen lindert und die Durchblutung verbessert.

Die Forschung zu den positiven Auswirkungen des Groundings wird sicherlich in den nächsten Jahrzehnten an Fahrt aufnehmen und Erkenntnisse darüber bringen, wie Grounding und entsprechende Praktiken die Gesundheit verbessern können.

2

EINFACHE GROUNDING-TECHNIKEN

„Kreativität bedeutet zu sehen, was alle schon gesehen haben, und zu denken, was noch niemand gedacht hat."

ALBERT EINSTEIN

Es gibt zahlreiche Wege, sich zu erden, und in diesem Kapitel geht es um viele einfache und leicht zugängliche Möglichkeiten. Im weitesten Sinne bedeutet Grounding nicht, dass du auf dem Boden stehen musst. Du kannst auch etwas aus der Natur berühren, einen glatten Stein oder einen kleinen Ast. Grounding funktioniert besonders wunderbar im Freien, aber wenn du gerade nicht draußen sein kannst, gibt es noch viele andere Methoden.

Wie du dich erdest und ob du es täglich machst oder nach Bedarf, ist dir überlassen. Einige Grounding-Techniken wie Meditation und Gärtnern lassen sich wunderbar täglich praktizieren, während andere, z. B. die Füße auf den Boden stellen und Dinge um dich herum wahrnehmen, am besten in bestimmte Situationen passen. Wenn du im Büro bist und eine Panikattacke hast, kannst du natürlich nicht gärtnern. Aber du kannst eine oder zwei Pflanzen auf den Tisch stellen, die dich ans Grounding erinnern.

Es geht darum, verschiedene Grounding-Techniken verfügbar zu haben, die dir persönlich nützlich sind, sodass du dir ein paar Minuten Zeit nehmen kannst, um dich mit dir selbst und der Erde zu verbinden, wenn du Angst hast oder aufgeregt bist.

DIE FÜSSE AUF DEN BODEN STELLEN

Im Grunde bedeutet Grounding, den Körper in Kontakt mit der Erde zu bringen. Du kannst dich hinlegen, stehen oder auf einem Stuhl sitzen und dabei die Füße auf den Boden stellen. Vielleicht sind bei dir wie bei vielen anderen die Füße gar nicht so oft auf dem Boden. Du schläfst in einem Bett, fährst im Auto und sitzt vielleicht auf der Couch oder am Schreibtisch, ohne dass deine Füße den Boden berühren. Auch wenn der Fußboden nicht dieselbe Erdung bietet wie die Erde draußen, kannst du dich trotzdem erden, wenn du die Füße einfach auf den Boden stellst.

Hier sind einige Wege, wie du bewussteren Kontakt mit dem Boden aufnehmen kannst.

MORGENS: Wenn du aufwachst, stelle beide Füße neben deinem Bett auf den Boden und bleibe für eine oder zwei Minuten auf der Bettkante sitzen, bevor du aufstehst. Atme ein paarmal tief ein und aus und spüre den Kontakt. Gib dir etwas Zeit, dich mit der Erde unter dir und mit dir selbst zu verbinden, bevor dein Tag beginnt.

DIESE GROUNDING-ERFAHRUNG WIRD NOCH BESSER MIT DER ZEHEN-/FERSENATMUNG:

1. Atme langsam ein und hebe dabei deine Zehen vom Boden. Beim Einatmen weiten sich dein Bauch- und dein Brustraum.
2. Senke beim Ausatmen die Zehen langsam wieder. Spüre, wie du kleiner wirst, wenn der Atem dich nicht mehr füllt. Wiederhole das fünfmal.
3. Dann hebst du beim Einatmen die Fersen und senkst sie beim Ausatmen wieder.
4. Am Schluss atmest du langsam fünfmal ein und aus, mit den Füßen fest auf dem Boden.

Bestimmt fühlst du dich jetzt zentrierter und kannst sorgenfreier in den Tag starten.

TAGSÜBER: Ob du mit Kindern zu Hause bist oder bei der Arbeit (oder eines der Millionen Dinge tust, die man so den Tag über macht): Es wird immer Momente geben, in denen du aufgeregt, abgelenkt oder besorgt bist. Es ist sehr hilfreich, wenn du weißt, wie du dich dann erden kannst.

Nimm einen Stein oder ein Stöckchen mit, etwas, das du in die Hand nehmen kannst, wenn du Erdung brauchst. Viele Menschen benutzen Fidgets, aber etwas aus der Natur ist viel besser. Die folgende Übung kannst du am Schreibtisch machen, wenn du nicht einfach spazieren gehen kannst.

EIN STILLER SPAZIERGANG AM SCHREIBTISCH:

1. Sitze auf einem Stuhl mit den Füßen auf dem Boden. Drücke einen Fuß langsam in den Boden, während du den anderen Fuß und Unterschenkel hebst.
2. Stelle den ersten Fuß zurück und hebe den anderen Fuß hoch. Versuche, die Bewegung aus Oberschenkel und Hüfte kommen zu lassen. Atme dabei ein und aus.

3. Wie schnell oder langsam du dich bewegst, ist deine Entscheidung. Mach weiter, solange du möchtest.

NACHTS: Viele Menschen haben Probleme damit, einzuschlafen und ins Land der Träume hinüberzugleiten.

Natürlich kannst du dich auf den Boden legen. Aber die folgende Grounding-Technik ist besonders zum Einschlafen im Bett gedacht, damit du nicht mehr aufstehen musst.

Bei dieser Meditation erdest du dich, indem du dich mit Kissen umgibst; du solltest also einige Kissen zur Hand haben. Es müssen keine Kopfkissen sein, kleine Sofakissen tun es auch. Hier sollten deine Kissen hin und so sollten sie sein:

- Unter den Kopf und Nacken – stützend und weich
- Unter die Knie – stützend, relativ dick
- Unter die Arme und Hände – gleiche Dicke und Festigkeit auf beiden Seiten
- Unter die Fußgelenke – sehr weich, nicht zu dick; die Füße sollten ebenfalls darauf ruhen
- Seitenschläferin? Nimm ein Kissen zwischen die Knie und je eins unter Nacken und Füße.

Lege die Kissen auf dein Bett unter die Decke und platziere sie dann an den entsprechenden Stellen. Ist alles richtig positioniert, fühls: du dich gehalten; du musst dein Gewicht nicht mehr selbst tragen. Das dauert bestimmt eine Weile. Lass dir Zeit, und wenn etwas nicht funktioniert, dann passe es entsprechend an.

WENN ALLES STIMMT, BEGINNE MIT DER MEDITATION:

1. Atme langsam durch die Nase ein und langsam durch den Mund aus. Stelle dir bei der Einatmung vor, wie dein Atem bis in die Zehen und Fingerspitzen fließt. Wenn du ausatmest, sinkst du in die Kissen zurück.

2. Entspanne dich und stelle dir vor, du bist draußen unter einem Himmel voller Sterne. Visualisiere den Mond, der dich beschützt. Du bist jetzt verbunden mit der Erde und dem Himmel.

BARFUSS GEHEN

Ein Spaziergang tut immer gut, und die Grounding-Forschung hat festgestellt, dass ein Spaziergang barfuß am besten ist. Natürlich schützen Schuhe unsere Füße vor steinigem Untergrund und können unseren Gang durch Federung verbessern, aber trotzdem lieben unsere Füße – und unsere Körper – die nackte Erde. Egal ob auf Gras oder Sand, unseren Füßen geht es am besten, wenn sie den Boden berühren.

In einer 2019 in *Landscape Research* veröffentlichten Studie heißt es, dass die Bedeutung der Berührung nicht unterschätzt werden sollte, auch wenn sich die meisten akademischen Studien zur Erholung in der Natur hauptsächlich auf visuelle Erfahrungen und Geräusche konzentrieren. Menschen, die barfuß auf dem Boden standen, fühlten sich stärker verbunden und besser erholt.

Dass der direkte Hautkontakt zwischen Eltern und Babys eine große Bedeutung für das Bonding hat, ist hinreichend bekannt. Umfangreiche Forschungen haben ergeben, dass Berührung die Herzfrequenz und den Blutdruck senkt. Wir werden ruhiger, wenn wir uns physisch mit anderen Menschen verbinden (natürlich in einer sicheren und einvernehmlichen Umgebung). Unser Immunsystem wird durch positive Berührung gestärkt. Wenn wir die Menschen berühren, die wir lieben, signalisiert das, dass wir physisch eins sind.

Wenn wir die Erde berühren, spüren wir ebenfalls Verbundenheit und Ruhe. Barfuß auf dem Boden stehen, auf Sand, Erde oder Gras, schafft eine elektromagnetische Verbindung, die unserem Körper guttut. Nach einer 2018 in *Complementary Therapies in Medicine* veröffentlichten Studie sinkt der elektrische Widerstand des Körpers um 94 %, wenn man mit nassen Füßen am Strand steht. Es kann sein, dass wir uns aufgrund der elektromagnetischen Reaktion unseres Körpers mit den Füßen im Sand oder auf dem Boden besser fühlen, aber hierzu muss noch viel geforscht werden.

STILLE MEDITATION IM GEHEN, BARFUSS ODER MIT SCHUHEN:

1. Gehe langsam und ziehe dabei deine Schultern nach unten, weg von den Ohren, damit dein Nacken locker ist. Spanne sanft deine Bauchmuskeln an und achte darauf, dass du kein Hohlkreuz hast und dein Becken gerade zwischen den Hüften steht. Dadurch hebt sich dein Brustkorb.
2. Während du gehst, besonders dann, wenn du barfuß bist, richte deine Aufmerksamkeit abwechselnd auf das Gefühl des Bodens unter deinen Füßen und auf das Gewicht deines Körpers, wenn du auftrittst. Natürlich musst du auch auf deine Umgebung achten, aber nimm dir dabei immer die Zeit, dir des Bodens und deiner Schritte bewusst zu werden.
3. Wenn du feststellst, dass du dich mehr mit deiner Umgebung beschäftigst als mit deinen Schritten, versuche ein repetitives Muster zu finden, z. B. deine Straße auf und ab zu gehen oder einen weiten Kreis in einem Park zu laufen. Das Gehen in einem bestimmten Muster, beispielsweise in einem Labyrinth, ist eine Tradition in vielen Kulturen. Labyrinthe gibt es in einigen Kirchen und Gärten.

AUF DEM BODEN SCHLAFEN

Wenn du Camping magst, schläfst du wahrscheinlich auch gern auf dem Boden. Wie wäre es, irgendwo zu campen, wo du besonders viele Sterne sehen kannst? Kann man sich erden, wenn man in den Himmel schaut? Selbstverständlich! In gewisser Weise fühlst du dich dann vielleicht besonders verbunden mit der Erde, denn du siehst den Beweis, dass du auf dem Planeten Erde bist.

Wenn du in die Sterne schaust, fühlst du Ehrfurcht, und diese ist nachweislich gut für deine Gesundheit. In seinem Buch „*Awe: The New Science of Everyday Wonder and How It Can Transform Your Life*“ erklärt der Psychologe Dacher Keltner, wie das Gefühl von Ehrfurcht unser Nervensystem beruhigt und für Oxytocin-Ausschüttung sorgt. Dieses Hormon strömt beim Stillen durch eine Mutter mit neugeborenem Baby und verbindet uns, wenn wir uns verlieben. Keltner stellte ebenfalls fest, dass wir tiefer atmen und unsere Herzfrequenz sinkt, wenn wir Ehrfurcht verspüren.

Manchmal passiert das unerwartet, aber meistens müssen wir danach suchen. Garantiert jedoch spürst du Ehrfurcht, wenn du in den Nachthimmel schaust und dich im weiten Universum mit der Erde verbunden fühlst.

Was ist sonst noch gut an Ehrfurcht? Sie sorgt dafür, dass wir uns weniger mit unserem Ego beschäftigen. Wenn du in den Himmel schaust, wird dir klar, dass die Welt außerhalb deiner Wahrnehmung von der Wichtigkeit deines eigenen Lebens existiert. Die Welt dreht sich auch ohne dich weiter – zuerst oft ein erschreckender Gedanke. Aber wenn du ihn weiterführst, lernst du wertzuschätzen, was du hast, oder zu erkennen, dass du etwas ändern kannst. Du kannst unter den Sternen sein, wer du sein willst.

Wenn du Camping nicht magst oder nicht campen kannst, schlafe ab und zu in deiner Wohnung auf dem Boden.
Forschungen der Sleep Foundation haben gezeigt, dass ein fester Untergrund wie der Fußboden deinem Rücken guttun kann. Dies

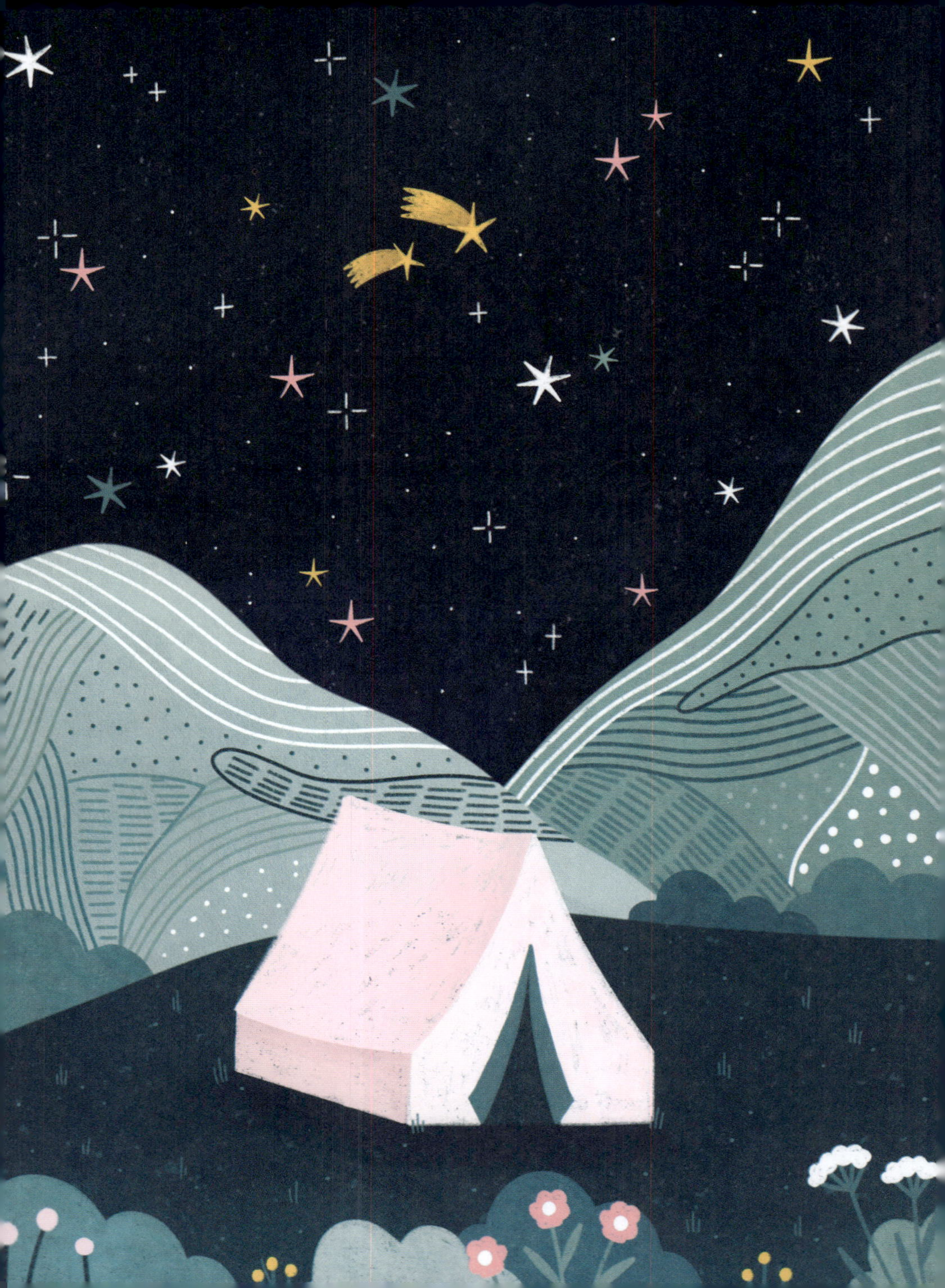

gilt besonders dann, wenn deine Matratze sehr weich und alt ist und wahrscheinlich nicht fest genug, um dein Körpergewicht zu tragen. Auf dem Boden schlafen ist auch dann wohltuend, wenn es draußen sehr heiß ist. Der Boden ist kühler und die warme Luft steigt bekanntlich nach oben.

GROUNDING-MATTE

Grounding-Matten sind wie der Erdboden negativ geladen, so dass sie dir die Erfahrung des Barfußlaufens im Freien nach Hause oder ins Büro bringen können. Wenn du deine nackten Füße auf die Matte stellst, entsteht eine elektrische Verbindung, so wie wenn du die Füße auf den Boden stellst. Das bedeutet, dass Elektronen von der Matte in deinen Körper fließen.

Grounding-Matten haben normalerweise eine Gummiunterseite. Die Matte leitet über ein Grounding-Kabel, das du in die Steckdose steckst, Elektrizität zu deinen Füßen. Es gibt verschiedene Größen, auch Armbänder, Yogamatten und Matten, die groß genug sind, um darauf zu schlafen.

Aber ist das Stehen auf einer Matte genauso wohltuend wie das Stehen auf dem Waldboden, auf Sand oder im Seewasser? Ja und nein. Selbst die meisten Mattenhersteller würden sagen, dass eine Matte nicht das gleiche ist wie ein Aufenthalt im Wald, denn die Vorteile in der Natur sind exponentiell. Man stellt nicht nur seine Füße auf die Erde, sondern da sind auch noch die Bäume, die frische Luft, die Bewegung des Winds und alle anderen Elemente. Wenn du nicht nach draußen gehen kannst, aber dennoch durch regelmäßiges Grounding hohe Entzündungswerte verringern möchtest, sind Matten eine gute Option.

Wenn du eine Grounding-Matte ausprobieren willst, dann solltest du darauf meditieren und sie nicht nur als Fußmatte bei der Arbeit oder beim Geschirrspülen benutzen. Sei offen für alle Vorteile des Groundings für dein Leben, wie bei einem Spaziergang draußen.

SCHWIMMEN

Viele Menschen schwimmen gern, denn Schwimmen tut nachweislich gut, ganz gleich ob man nur im Wasser treibt oder kraftvolle Butterfly-Züge macht. Gemäß dem American College of Sports Medicine kann Schwimmen das Herz-Kreislauf-System verbessern, Muskelkraft und Ausdauer aufbauen helfen, und du kannst abhängig von deinem eigenen Können eine bedeutende Anzahl von Kalorien verbrennen. Weil Schwimmen gelenkschonend ist (es gibt nur den Wasserwiderstand, keine Schwerkraft), ist es eine wunderbare Möglichkeit, fit zu bleiben, auch wenn man sich gerade von einer Verletzung erholen muss.

Schwimmen kann auch Stress reduzieren und Arthritis lindern. Es ist ein besonders gutes Krafttraining für ältere Menschen, die Probleme mit dem Gleichgewicht haben oder ihr eigenes Körpergewicht nicht tragen können. Außerdem stellte eine in *Physical Sciences* veröffentlichte Studie aus dem Jahr 2023 fest, dass sich bei Ratten, die starke Gewebeschäden durch elektromagnetische Strahlung erlitten hatten, die Anzeichen von oxidativem Stress und Leberzellschäden nach dem Schwimmen verringert hatten.

Natürlich ist Schwimmen in nicht chemisch behandeltem Wasser, also in einem See oder im Meer, gesünder als in Chlorwasser. Dies gilt aber nur dann, wenn das Wasser, in dem man schwimmt, selbst gesund und nicht verschmutzt ist. Und außerdem tut auch den fittesten Menschen ein Workout im Schwimmbecken gut.

Ist Schwimmen gut fürs Grounding? Wenn du in einem See oder im Meer schwimmst, spürst du eine emotionale und physische Verbindung zur Natur; umfangreiche Daten bestätigen den gesundheitlichen Nutzen. Der Aufenthalt im Wasser scheint den vom Schwimmen verursachten oxidativen Stress zu modulieren. Sport im Wasser bedeutet also weniger Stress für den Körper als Sport an Land. Das liegt möglicherweise an der gelenkschonenden Bewegung, vielleicht aber auch an der Art, wie unser Körper auf das Wasser selbst reagiert.

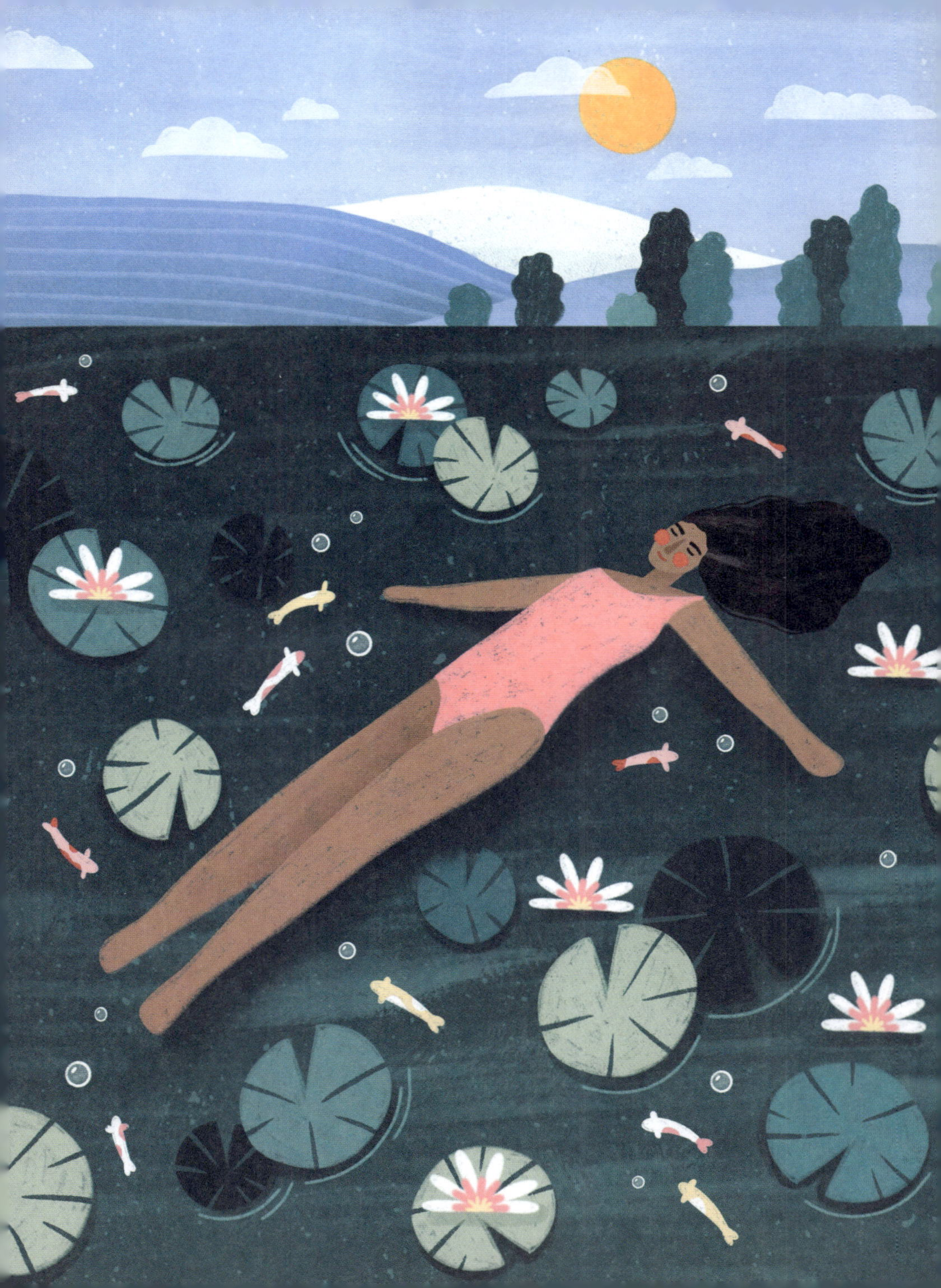

Unsere Haut bietet den größten Widerstand gegen Elektrizität, aber im Wasser ist das völlig anders, denn dort ist man für sie viel empfänglicher. Deshalb sollte man bei Gewitter unbedingt aus dem Wasser gehen. Salzwasser ist leitfähiger als Trinkwasser oder Poolwasser, man ist also im Meer sicherer als in anderen Gewässern.

Natürlich bist du im Wasser nicht „geerdet". Aber da Schwimmen nachweislich Symptome von Angststörungen oder Depressionen verringert, kann man es als allgemeine Grounding-Erfahrung betrachten. Außerdem müssen Schwimmbecken geerdet sein, um die Wahrscheinlichkeit von elektrischen Schlägen zu reduzieren. Deshalb tut das Schwimmen darin genauso gut wie das Schwimmen in einem natürlichen Gewässer.

In letzter Zeit werden die Vorteile von „strukturiertem" Wasser angepriesen. Dieses Wasser, das magnetisiert, infrarotem oder ultraviolettem Licht ausgesetzt, in edelsteinbestückten Wasserflaschen aufbewahrt oder nur dem Sonnenlicht ausgesetzt wurde, soll extrem sauber sein. Nach einem im *Journal of Animal Science* veröffentlichten Artikel aus dem Jahr 2021 bleibt die Magnetisierung des Wassers jedoch nicht lange erhalten, und obwohl es anscheinend positive Effekte auf verschiedene Tiere hat, weiß niemand, was das für Menschen bedeutet. Außerdem können die meisten Individuen die getesteten Niveaus nicht erreichen. Es gibt keine verlässliche Doppelblindstudie für diese Art von Wasser, wenn es überhaupt Wasser ist. Die chemische Formel für Wasser ist H_2O, die Formel für strukturiertes Wasser ist jedoch H_3O_2 – deshalb ist „strukturiertes" Wasser eigentlich gar kein Wasser.

Natürlich ist es wichtig, im Wasser zu sein und Wasser zu trinken – wir bestehen schließlich aus Wasser. Am besten trinkst du gefiltertes Wasser. Und denke bitte daran, dass es nach Aussage des National Institute of Health definitiv nicht sicher ist, Wasser zu trinken, das in einer Flasche in einem heißen Auto gelegen ist.

BADEN

Baden ist dem Schwimmen zwar ähnlich, unterscheidet sich aber in einem Punkt: Du bewegst dich kaum im Bad, denn es geht vor allem darum, ins Wasser einzutauchen. Es gibt verschiedene Arten von Bädern – kalt, heiß, Thermal- oder Salzwasser – und alle tun gut.

Forschungsergebnisse zeigen, dass durch regelmäßige kalte Bäder die Antioxidantienbarriere stimuliert wird und bei Eisbadenden positive Änderungen der antioxidativen Kapazität zu beobachten sind. Wie eine Literaturrecherche aus dem Jahr 2022, veröffentlicht im *International Journal of Circumpolar Health*, ergab, kann Eisbaden die Reduktion und/oder Umwandlung von Körperfett positiv beeinflussen. Dies könnte vor Diabetes und Herzerkrankungen schützen. Kalte Bäder wirken sich positiv auf das Immunsystem aus und machen resistent gegen Stress und Atemwegsinfektionen.

Gemäß einer Studie aus dem Jahr 2020, veröffentlicht in *Heart*, hatten die Menschen in Japan, die regelmäßig baden, ein deutlich geringeres Risiko, Herzkrankheiten oder einen Schlaganfall zu erleiden. Nach Aussage der Cleveland Clinics sind Bäder aus zwei Gründen sinnvoll: Erstens befreit man den Körper von abgestorbenen Hautzellen und damit von Hautreizungen und Entzündungen. Zweitens hilft ein warmes Bad beim Einschlafen, weil es dem Körperzentrum Wärme entzieht, wodurch die Körpertemperatur gesenkt und der Schlaf begünstigt wird.

Du solltest jedoch nicht täglich baden und auch nicht zu lang im Wasser bleiben, denn zu langes oder zu häufiges Baden kann die Haut austrocknen.

Wenn du gern badest, betrachte das als Grounding-Ritual. Du könntest es auch mit anderen Praktiken verbinden, z. B. mit einer Meditation, um noch mehr davon zu haben.

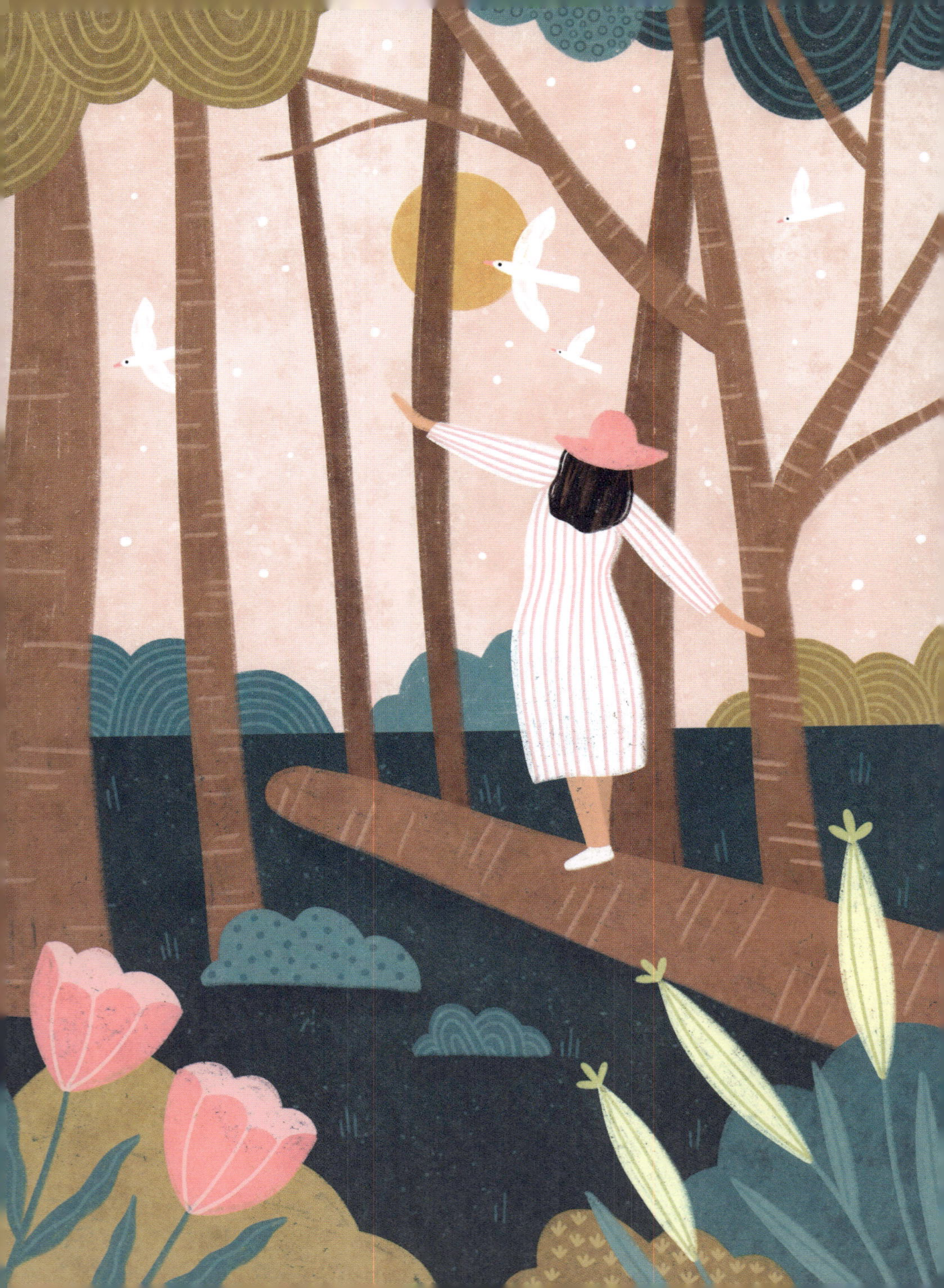

WALDBADEN

Bist du schon einmal spazieren gegangen in der Natur, ohne künstliches Licht oder menschengemachten Lärm? Dann weißt du, was das Baden in der Natur für eine bedeutsame Erfahrung ist. *Baden* meint in diesem Fall natürlich das Umgebensein.

Die meiste Zeit verbringen wir in fast vollständig menschengemachten Städten oder in Vororten auf dem Land. Auf einem Bauernhof gibt es zwar viel Land, aber es wurde von Menschen bearbeitet, mit Gebäuden und bewirtschafteten Feldern. Sogar die Tiere auf dem Bauernhof sind nicht unbedingt in ihrem natürlichen Habitat.

Waldbaden bedeutet, in einer natürlichen Atmosphäre, die dich vollständig umgibt, Zeit zu verbringen. Es ist medizinisch erwiesen, dass dies die psychische und physische Gesundheit verbessert; du schaltest ab und nimmst die natürliche Umgebung nur mit deinen Sinnen wahr. Laut einer Studie aus dem Jahr 2017 sagen Menschen, die Zeit in der Natur verbringen, dass sie sich energiegeladener fühlen, allgemein gesünder sind und – das ist vielleicht am wichtigsten – das Leben als sinnvoller empfinden.

Obwohl die Technik verspricht, uns zu „verbinden", hat sie uns doch das genommen, was uns wirklich verbindet: die Natur. Wenn wir uns draußen aufhalten, sind wir nicht nur mit der Welt verbunden, sondern auch mit anderen und mit uns selbst. Wir können „süchtig" nach Handys und anderen Bildschirmen werden, aber wir können nicht „süchtig" nach Natur werden – es gibt keine Kehrseite der Medaille.

Das klingt vielleicht ironisch, denn die Natur ist voller Stimulation – Bäume, das Zwitschern von Vögeln, verschiedene Untergründe -, aber tatsächlich ist es die moderne urbane Umgebung der Arbeitswelt, die uns mit Reizen überflutet. Fluoreszierende Lichter, Lärm und das Fehlen von Natur lösen Spannungsgefühle aus. Nach einer Studie in *Frontiers of Psychology* können wir uns in der Natur tatsächlich viel besser fokussieren und konzentrieren.

Grounding bedeutet, mit den Füßen auf dem Boden zu stehen, damit die elektrische Energie der Erde mit dem elektrischen System deines Körpers interagieren kann. Waldbaden funktioniert auch, wenn du Schuhe trägst. Es funktioniert sogar, wenn du gar nicht im Wald bist. Du musst nur die Natur um dich herum wahrnehmen, denn die Idee des Waldbadens ist es, dich mittels deiner Sinne mit der Welt zu verbinden. Gehe irgendwo spazieren, wo es natürliches Licht gibt, einige Bäume und, wenn möglich, Erde unter den Füßen anstatt Asphalt. Dann berühre die Blätter von Pflanzen und die Rinde von Bäumen, atme den Duft der Erde und der Blumen ein, lausche den Vögeln, anderen Tieren und der Bewegung der Pflanzen im Wind und schau dir die Welt um dich herum genau an.

Wenn du irgendwo wohnst, wo es keinen Park oder Grünflächen gibt, kann es – das haben Studien gezeigt – sogar hilfreich sein, sich Bilder von der Natur anzusehen. Schneide solche Bilder aus Zeitschriften aus oder meditiere vor einem Bildschirmschoner mit Naturbildern. Es gibt auf YouTube viele Meditationsvideos, die Geräusche und Szenerien natürlicher Habitate nutzen; so kannst du die Natur nicht nur anschauen, sondern auch hören.

GÄRTNERN

Es gibt kaum gesündere Tätigkeiten als das Gärtnern. Du gräbst mit den Händen in der Erde, hörst der Welt draußen zu, pflanzt Blumen und Gemüse, die den Vögeln helfen, und baust dein eigenes Essen an – eine echte Verbindung zur Erde.

Zahlreiche Studien haben gezeigt, dass gärtnernde Menschen glücklicher sind und länger gesund leben als andere. Eine Studie aus dem Jahr 2022, veröffentlicht in *Preventive Medicine Reports*, stellte fest, dass Gärtnern einen psychotherapeutischen Nutzen hat, die seelische Gesundheit verbessert und bei Teilnehmenden jeden Alters das psychologische Wohlbefinden positiv beeinflusst.

Zum Glück kannst du auch gärtnern, wenn du in einer Stadt lebst. Zimmerpflanzen und Blumentöpfe auf der Terrasse oder dem Fens-

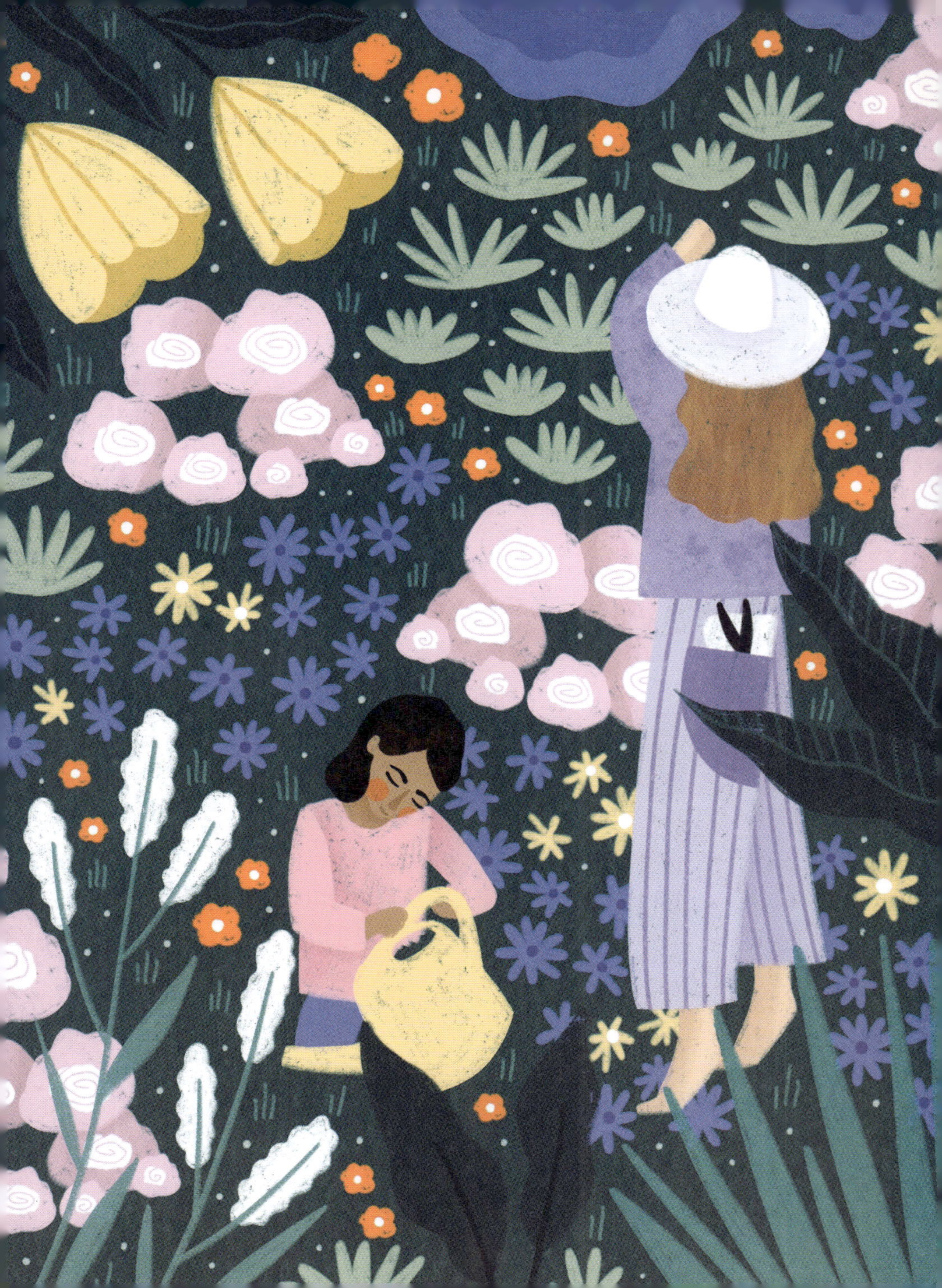

terbrett können genauso glücklich machen wie ein großer Garten draußen. In vielen Städten gibt es auch Gemeinschaftsgärten, durch die man nicht nur die physischen Vorteile des Gärtnerns genießen, sondern durch die Verbindung mit Nachbar:innen zusätzlich soziale und emotionale Kontakte herstellen kann.

Gärtnern ist normalerweise nicht extrem anstrengend, obwohl das Pflanzen von großen Sträuchern und kleinen Bäumen natürlich sehr herausfordernd sein kann. Wenn du einen Gemüsegarten hast, bekommst du außerdem etwas Gesundes zu essen.

Einer der besonders wichtigen Aspekte des Gärtnerns ist, dass du mit dem Rhythmus der Tage und Jahreszeiten verbunden bist. Du musst auf den Boden und die Pflanzen achten und wissen, wann die Pflanzen, egal ob Blumen oder Gemüse, am besten wachsen. Gärtnern ist eine Grounding-Technik, mit der du dich jeden Tag ein paar Minuten oder ein paar Stunden mit der Erde verbinden kannst. Du erdest dich im wahrsten Sinne des Wortes.

YOGA

Wie jeder Sport verbessert Yoga die Herzgesundheit, das Gleichgewicht und die Flexibilität. Es kann nachweislich bei verschiedenen gesundheitlichen Problemen helfen, z. B. bei Herz-Kreislauf-Erkrankungen, Arthritis und Rückenschmerzen, die häufig Menschen von anderen Sportarten abhalten.

Yoga sorgt für Entspannung und ist eine Praxis für Körper und Geist. Du verbindest deinen Atem mit der Bewegung und senkst dadurch bewusst Stress, wenn du eine Position länger hältst oder von einer Position zu einer anderen übergehst.

Das Wort Yoga kommt aus dem Sanskrit und wird oft übersetzt mit „Einheit". Damit kann das Zusammenspiel von Atem und Bewegung gemeint sein oder die Verbindung der Übenden mit dem Universum. Unabhängig von der Wortbedeutung verbindet dich Yoga mit der Erde und dem gegenwärtigen Moment.

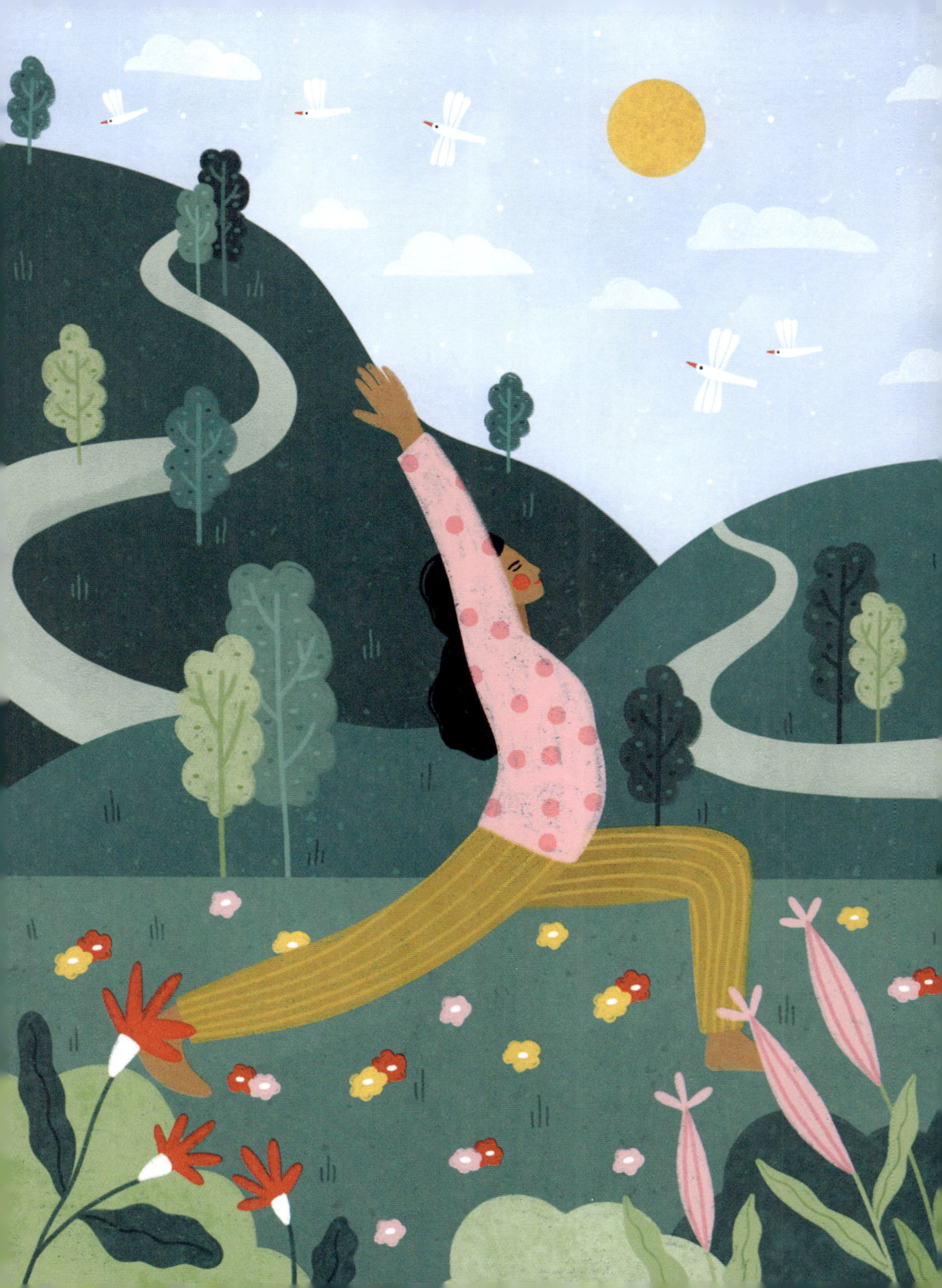

Yoga bringt dich in einen ausgeglichenen, zentrierten Zustand, der dich mit dir selbst und der Welt um dich verbindet – dem Om. Om wird als der Klang der Schöpfung beschrieben, der Klang des Universums und der Erde. Während Grounding eine Energie ist, stellt Om eine Frequenz und eine Vibration dar. Aus dem Om ergeben sich alle anderen Vibrationen. Als Yoga entstand, gab es noch kein Verständnis von „Elektrizität". Geerdet zu sein hatte nicht die Bedeutung einer Verbindung mit den wissenschaftlichen Eigenschaften der Erde. Yoga war tatsächlich als eine Grounding-Übung gedacht, damit die Übenden Energie fließen lassen und anschließend länger in Meditation verharren konnten.

MEDITATION

So wie es viele Formen von Yoga gibt, existieren auch viele Formen der Meditation. Alle sollen dazu dienen, entweder den Fokus zu verbessern oder den Geist zu leeren, damit Entspannung und bessere Gesundheit einkehren können. Meditation ist nicht religiös, aber einige Religionen schließen auch Meditationspraktiken mit ein.

Meditation ist bereits Tausende von Jahren alt, aber erst in den letzten fünfzig Jahren hat die medizinische Forschung gezeigt, dass meditierende Menschen ein gesünderes Herz-Kreislauf-System und Gehirn haben. Meditation kann bei posttraumatischer Belastungsstörung und Angststörungen helfen. Gehirnscans von meditierenden Menschen zeigen, dass sie bessere neuronale Verbindungen haben als Menschen, die nicht meditieren.

Grounding ist eine Art der Meditation, weil die Verbindung mit der Natur über die Füße auf der Erde deinem Bewusstseinszustand genauso guttut wie Meditation. Tatsächlich schließen viele Grounding-Praktiken Meditation mit ein, denn bei beiden geht es um die Fähigkeit, ohne Ablenkung im Hier und Jetzt präsent zu sein.

EINIGE FORMEN DER MEDITATION:

- **ACHTSAMKEIT** – Bei einer Achtsamkeitsmeditation sitzt du mit offenen Augen da und lässt deine Gedanken ziehen. Du nimmst etwas wahr, z. B. das Muster des Bodens, und lässt diesen Gedanken einfach los, anstatt ihn festzuhalten. Du versuchst, deinen Geist zu „leeren". „Achtsamkeit" bedeutet, auf die Welt um dich herum zu achten, aber an keinem Ding und keiner Idee festzuhalten.
- **GEFÜHRT** – Bei einer geführten Meditation hörst du einer Person (oder Stimme vom Band) zu und folgst deren Worten. Dadurch ruht dein Geist und du findest in einen Zustand der Entspannung. Einige geführte Meditationen umfassen Body Scans, weißes Licht und die Vorstellung von Natur oder einer Straße. Für Menschen, für die Meditation neu ist, kann das einfacher sein, weil sie ihren Geist nicht „leeren" müssen.
- **TRANSZENDENTAL** – Transzendentale Meditation – oder TM – ist eine stille Meditation, entwickelt in den 1950ern von Yogi Maharishi Mahesh, der später als der Yogi der Beatles und u. a. von David Lynch und Howard Stern berühmt wurde. Dabei sitzt du und wiederholst immer wieder ein Wort (Mantra). Das kann *„om"* sein, der universale Klang, oder etwas, das dir besonders wichtig ist, z. B. *Frieden* oder *Liebe*. Durch die Konzentration auf den repetitiven Klang kannst du dein Bewusstsein „transzendieren" und mit dem Universum eins werden.

Wie Yoga ist auch Meditation Übungssache und es braucht Zeit, sich daran zu gewöhnen. Und genau wie im Yoga gilt: Wenn dir ein Stil nicht gefällt, probiere einen anderen aus. Du kannst allein meditieren oder mit einer Lehrperson. Die vielen Vorteile sind es wert, dass du dir zehn Minuten Zeit pro Tag nimmst, um den eigenen Geist zu verlassen und dich in der Welt um dich herum zu erden.

3

GROUNDING FÜR DIE GESUNDHEIT

„Der größte Reichtum ist Gesundheit.“

VERGIL

Die Geschichte von Krankheit ist die Geschichte einer weiten und langsamen Reise auf vielen falschen Wegen. Einer davon war der Glaube, dass jedes System des Körpers – z. B. der Kreislauf – von den anderen getrennt ist. In den letzten Jahrzehnten erfolgte die Behandlung von Patientinnen und Patienten mit einem stärker ganzheitlich geprägten Ansatz. Das Wort *ganzheitlich* bedeutet, dass der Körper als ganzes System betrachtet wird und man glaubt, dass für die Gesundheit sowohl der Geist als auch der Körper verantwortlich sind.

In der Wissenschaft, in der Medizin und bei Patient:innen wächst die Erkenntnis, dass scheinbar unabhängige Ursachen mit sichtbaren Krankheiten in Verbindung stehen können und umgekehrt Krankheiten auf Behandlungen ansprechen, die scheinbar keine direkte Verbindung zu einem Symptom haben. Krebspatient:innen z. B. müssen weniger lang in der Klinik behandelt werden, wenn sie an Kursen wie Yoga, Tai-Chi, Musiktherapie, Tanztherapie und Meditation teilnehmen. Die Nicht-Teilnahme an solchen Kursen hat überhaupt nichts mit den Ursachen von Krebs zu tun und die Teilnahme ist auch keine Behandlung, aber man sieht eindeutig, dass diese Praktiken einen positiven Einfluss haben können.

Aufgrund der Forschung versteht man inzwischen, dass Praktiken wie das Grounding Patientinnen und Patienten helfen können, auch wenn noch niemand die genaue Verbindung zwischen dem Problem und dem Behandlungserfolg kennt.

Im Folgenden betrachten wir einige Krankheiten und Störungen, bei deren Behandlung Grounding-Therapien helfen können.

ENTZÜNDUNGEN

Unser Körper kann bemerkenswert gut mit Verletzungen oder Krankheiten umgehen. Damit wir gesund bleiben, gibt es ein System zur Heilung, und ein Zeichen dafür, dass der Körper versucht, eine Verletzung oder Krankheit zu bekämpfen, ist eine Entzündung. Diese kann eine sofortige und akute Reaktion auf ein Trauma oder eine Infektion sein, z. B. ein sich bildender Schorf, oder eine Rötung und Schwellung, wenn du dich geschnitten hast oder gestürzt bist.

Es gibt auch niedriggradige (stille oder chronische) Entzündungen, die bei Krankheiten entstehen können, z. B. bei einer Virusinfektion. Es kann ein kleiner chronischer Entzündungsherd im Körper verbleiben, der beginnt, Toxine auszuschütten.

Ein Beispiel: Du brauchst eine Wurzelkanalbehandlung, weil ein Nerv unter einem Zahn in deinem Mund geschädigt ist.

Der Schmerz, den du spürst, ist ein erstes Zeichen dafür, dass etwas nicht stimmt. Die Zahnärztin sieht eine Rötung, ein Zeichen für Infektion und Entzündung. Die Behandlung ist erfolgreich, aber aus irgendeinem Grund bekämpft dein Körper trotzdem immer weiter die Infektion und zeigt eine unsichtbare Entzündungsreaktion, aufgrund derer du dich müde und unwohl fühlst. Das ist eine chronische Entzündung und man vermutet, dass viele Menschen mit „unsichtbaren" Symptomen an diesem Problem leiden, u. a. Menschen mit chronischem Erschöpfungssyndrom, Long Covid und Borreliose.

Glücklicherweise scheint sich Grounding sehr positiv auf chronische Entzündungen auszuwirken. Nach einer Studie aus dem Jahr 2023, veröffentlicht im *Biomedical Journal,* „trägt Grounding zur Zellregeneration und Energieversorgung bei, indem die Mitochondrien, die mikroskopisch kleinen Kraftwerke, die die Zellen mit Energie versorgen, unterstützt werden." Mit anderen Worten: Dein Körper reagiert auf zellulärer Ebene darauf, dass du auf der Erde stehst, und dieser Energietransfer scheint das Entzündungslevel insgesamt zu verringern und so dem Körper zu ermöglichen, wieder gesund zu werden. Forschende der Harvard Medical School vermuten, dass einige Krebsarten, Herzerkrankungen, Diabetes, Arthritis, Depression und Alzheimer mit chronischen Entzündungen zusammenhängen.

Wahrscheinlich hattest du nicht nur irgendwann schon einmal eine Entzündungsreaktion, z. B. wenn du dir dein Knie angestoßen hattest und es rot wurde, sondern hattest diese Reaktion auch in einem stressigen oder erschreckenden Moment. Deine Körpertemperatur stieg an und dein Herzschlag wurde schneller. So etwas nennt man eine „Stressantwort", die in direktem Zusammenhang mit einer Entzündung und einigen chronischen Krankheiten steht. Chronischer Stress kann zu den oben genannten Krankheiten genauso wie zu Suchtkrankheiten oder Adipositas beitragen, denn bei Stress essen wir möglicherweise zu viel, treiben keinen Sport und schlafen nicht gut.

Bekämpfung von Entzündungsreaktionen

Man muss bei chronischem Stress und chronischen Entzündungen verstehen, dass die stressauslösenden Ereignisse manchmal real sind (ein Todesfall in der Familie, Umzug, Trennung, unfaire Behandlung am Arbeitsplatz) und manchmal nicht (Angst vor imaginären Kränkungen). In jedem Fall gilt es, dich gut um dich zu kümmern und nicht nur die Symptome zu behandeln, sondern auch die Ursachen, denn eine Entzündung ist nur notwendig, wenn dein Körper Krankheiten oder Verletzungen bekämpfen muss. Wenn weder eine Krankheit noch eine Verletzung vorliegt, dann ist die Entzündungsreaktion selbst die Krankheit.

Es hilft, wenn du dich auf den Boden legst oder auf eine Grounding-Matte, denn dadurch wird die Entzündung gelindert und der Körper kann in einen nicht entzündeten Zustand zurückfinden. Sich auf den Boden zu legen, reicht aber nicht, um Entzündungen zu kontrollieren und möglicherweise zum Abklingen zu bringen. Da der ganze Körper betroffen ist, solltest du dich auch antientzündlich ernähren, Sport treiben und, wie oben erwähnt, Körper-Geist-Techniken ausprobieren, die den „Brand bekämpfen“.
Hier sind einige Vorschläge:

1. Iss frische und keine verarbeiteten Lebensmittel.
2. Leg dein Telefon weg und verzichte auf Social Media.
3. Verbringe Zeit in der Natur, auch auf der Erde.
4. Praktiziere Savasana, die Totenstellung: Du liegst in Rückenlage auf dem Boden, die Arme locker neben dir, Handflächen nach oben gedreht.
5. Bewege dich, geh draußen spazieren.

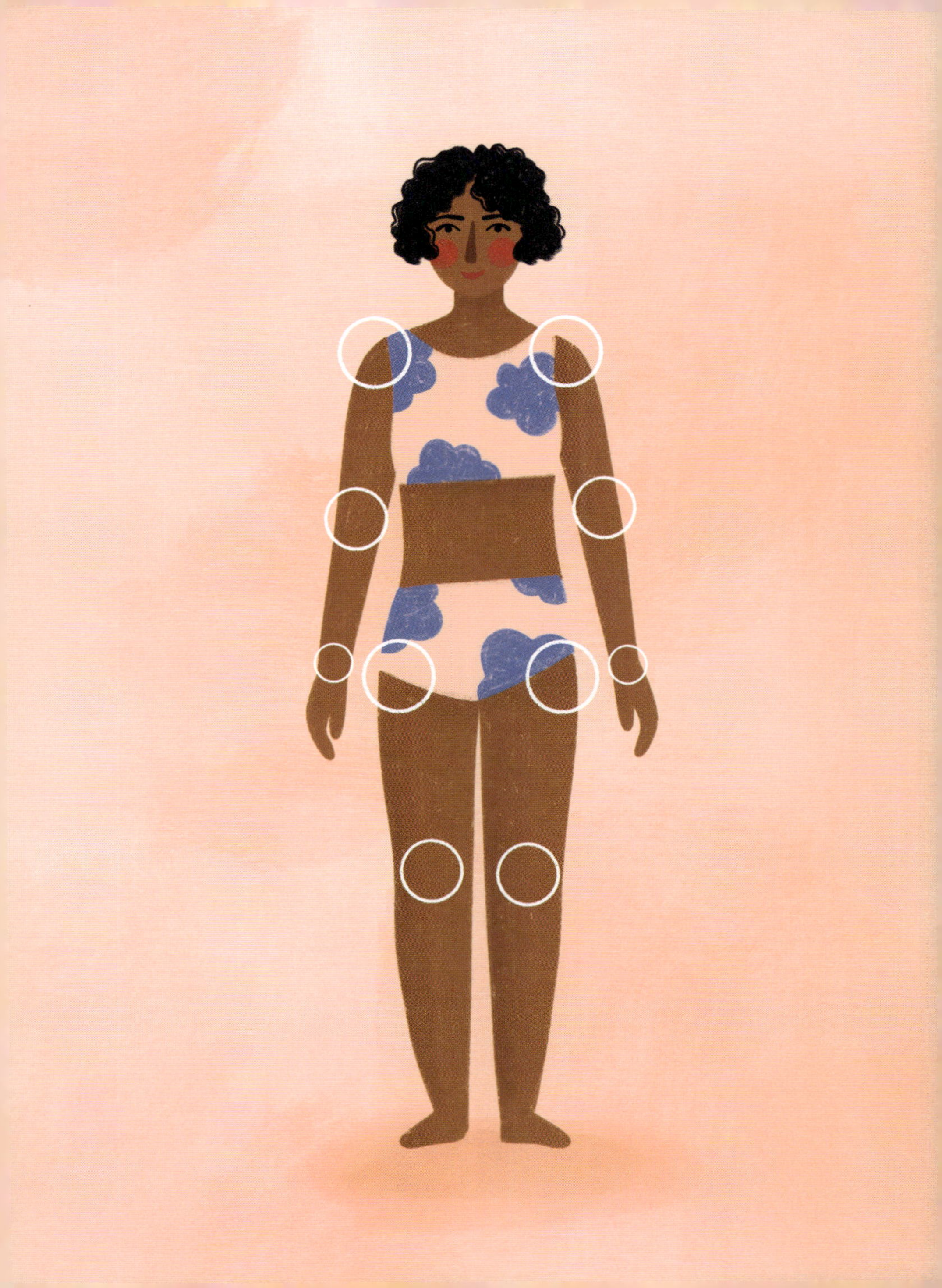

ANGST

Nach Aussage der Weltgesundheitsorganisation sind über 300 Mio. Menschen weltweit von Angststörungen betroffen. Gut zu wissen: Es gibt sehr effektive Behandlungsmethoden.

Natürlich sind Angsterfahrungen sehr persönlich und die Symptome können Konzentrationsschwierigkeiten, Unruhe, Bauchschmerzen, Herzrasen, Zittern, ein Gefühl von drohender Gefahr oder Panik und Schlafstörungen umfassen. Manchmal äußert sich Angst in einer akuten Panikattacke, manchmal eher allgemeiner mit einem anhaltenden leichten Gefühl von Sorge und Angst.

Wenn du an einer Angststörung leidest, spürst du normalerweise (aber leider nicht immer) die Panik kommen und denkst dir selbst eine Sorge aus, um das körperliche Angstgefühl zu rationalisieren. Um die Angst zu überwinden, musst du also nicht nur die physischen Symptome erkennen, sondern auch die Denkmuster, die zum physischen Empfinden beitragen.

Erde dich weg von der Angst

Es gibt viele Strategien, die bei allgemeiner Angst oder einer Panikattacke helfen. Obwohl es ein häufiges Symptom ist, dass man nicht stillsitzen kann, sagen viele betroffene Menschen, dass das Grounding über die Füße oder den ganzen Körper beruhigend wirken kann. Dafür gibt es einige Gründe. Zunächst richtet sich der Fokus weg von den Gedanken. Außerdem kann das Grounding auf dem Boden oder auf der Erde draußen die elektromagnetischen Signale reduzieren, die zum Gefühl von Stress beitragen.

Grounding kann bei verschiedenen gesundheitlichen Problemen helfen, aber bei einer Angststörung ist es besonders erfolgreich, denn das Gefühl der „Erdung“ ist in vielerlei Hinsicht das Gegenteil des Gefühls von „Angst“. Außer der hier empfohlenen 3-3-3-Praxis können viele der für andere Probleme vorgeschlagenen Praktiken aus diesem Buch auch bei Angst hilfreich sein.

SO FUNKTIONIERT DIE 3-3-3-PRAXIS:

1. Atme tief ein und schaue dich um. Identifiziere drei Objekte außerhalb deines Körpers: Das kann ein Tisch sein, eine Lampe, ein Bild oder etwas anderes.
2. Dann identifiziere drei Geräusche, z. B. das Summen des Kühlschranks, den Wind, Hundegebell.
3. Zum Schluss bewegst du drei Körperteile, z. B. einen Finger, Augenbrauen und die Füße auf dem Boden.
4. Mach so weiter, bis du ruhiger wirst.

Forschende glauben, dass 3-3-3 funktioniert, weil es den Fokus von den Gedanken und den physischen Symptomen der Angst weg lenkt. Außerdem verbindet es dich mit den Dingen außerhalb deines Körpers.

DEPRESSION

Es heißt, dass eine Depression entsteht, wenn Ärger sich nach innen richtet, aber tatsächlich handelt es sich um eine Stimmungsstörung, die fast jede Person einmal im Leben erlebt. Nach Aussage des National Institute of Mental Health umfassen die Symptome ein dauerhaftes Gefühl von Traurigkeit, Angst, Leere, Hoffnungslosigkeit und andere negative Emotionen.

Die Forschung hat gezeigt, dass sich eine Depression am besten mit Gesprächstherapie und Medikation behandeln lässt, aber viele Formen der Bewegung können ebenfalls hilfreich sein. Wenn du an einer Depression leidest, versuche eine Sportart zu finden, die du magst. Natürlich ist es schwierig, aus dem Bett zu kommen, wenn du depressiv bist, aber es gibt zahlreiche Grounding-Techniken, durch die du dich hoffentlich stark genug zum Aufstehen fühlst und dazu, nach draußen zu gehen und dich richtig zu erden.

Konzentration auf die Gegenwart

Depressive Menschen grübeln häufig über vergangene Ereignisse nach, oft mit gutem Grund. Ein solches Ereignis kann schmerzhaft oder traumatisch gewesen sein. Es ist jedoch wichtig, sich zu vergegenwärtigen, dass es vorbei ist. Natürlich lebst du vielleicht immer noch mit den Folgen. Deshalb gilt es nun die Realität deiner Erfahrung und deine Gefühle zu dieser Erfahrung zu bewerten.

Du solltest wahrnehmen, dass vom gegenwärtigen Moment aus betrachtet dieses Ereignis sehr wahrscheinlich in der Vergangenheit liegt. Um dich nun in der Gegenwart zu erden, probiere die folgende Übung aus. Sie soll dich in der Gegenwart halten. Die Fragen kommen dir vielleicht banal vor und die Antworten offensichtlich, aber sie sollen dir den Weg heraus aus den Tiefen der Depression hin zu einer Gegenwart voller Hoffnung zeigen.

1. Beantworte zunächst diese Fragen: Wie heißt du? Wo wohnst du? Welcher Wochentag ist heute? Welcher Monat ist gerade? Wenn du im Bett bist, wie fühlt sich das Bett an? Die Idee ist, dein Gehirn davon zu überzeugen, dir nicht nur Dinge zu erzählen, die dich traurig machen, sondern sich auf Fakten zu konzentrieren, die dich nicht traurig machen.
2. Danach setzt du dich im Bett auf und stellst die Füße auf den Boden. Was siehst du? Was hörst du?
3. Wenn es geht, steh auf, zieh dich an und geh raus. Wenn du im Zimmer umhergehst, konzentriere dich nicht auf den inneren Monolog, sondern auf deine Schritte auf dem Boden. Nimm dein Bein wahr, wenn der Fuß in den Boden drückt und sich deine Haltung ändert. So konzentrierst du dich auf deinen Körper. Achte auf deinen Atem.

Konzentration auf die Umgebung

Geh für eine weitere Grounding-Technik nach draußen. Während du läufst, nimm alles um dich herum wahr. Erde dich mit den Sinnen in deiner Umgebung. Wenn du in einer Stadt oder einem Vorort lebst, nimm die Geräusche von Autos und Menschen wahr. Rieche die Luft. Schau dich um und beschreibe alles, worauf dein Blick gerade fällt, zum Beispiel ein Gebäude oder eine Person: Da steht ein Backsteinhaus, dort ist ein großer Mann in einem schwarzen Mantel. Wenn du dich in dem erdest, was um dich herum und außerhalb von dir ist, anstatt deinen Gedanken und Gefühlen nachzuspüren, hast du einen guten Weg aus deinem Kopf heraus gefunden.

Diese Gewohnheiten sind nicht nur gut, wenn du dich depressiv fühlst, sondern auch, wenn du glücklich bist. Wenn du dann tatsächlich einmal traurig bist, kannst du dich darauf verlassen und musst dich nicht erst daran erinnern. Dann sind sie bereits Teil deiner Routine.

POSTTRAUMATISCHE BELASTUNGSSTÖRUNG

Nach Aussage des National Institute of Mental Health können posttraumatische Belastungsstörungen (PTBS) nach einem schockierenden Ereignis auftreten, das schrecklich oder gefährlich war. Jeder Mensch braucht Zeit, um aufregende Ereignisse zu verarbeiten; allerdings leiden manche Menschen möglicherweise noch lange nach dem tatsächlichen Ereignis und auch dann noch, wenn sie tatsächlich in Sicherheit sind, an Symptomen, besonders wenn die Geschehnisse andauern oder nicht ausreichend verarbeitet wurden.

Symptome von PTBS können Flashbacks, sich wiederholende Träume oder Erinnerungen, Herzrasen, Schwitzen und Panikattacken sein. Diese Symptome tauchen manchmal unerwartet auf, werden aber oft auch durch Worte, Gedanken und Gefühle getriggert.

Erde dich durch Meditation

Abhängig von deiner PTBS-Erfahrung und deinen Symptomen solltest du mit eine:r Therapeut:in sprechen (oder weitersprechen), bevor du Grounding-Übungen ausprobierst. Menschen, die unter PTBS leiden, können ganz plötzlich getriggert werden, deshalb ist es wichtig, dass jemand da ist, der dir hilft, damit umzugehen, und dich unterstützt, falls es passiert.

Es hilft, die folgenden Sätze laut vorzulesen, denn die Konzentration und der Klang deiner Stimme können dir aus der Angst helfen, die du vielleicht spürst. Du kannst dir den Text aber auch vorlesen lassen und die Augen schließen oder die Meditation aufnehmen und abspielen, damit du den Anweisungen folgen kannst.

1. Setz dich auf eine Stuhlkante oder den Rand des Sofas mit den Füßen auf dem Boden; wenn möglich, setz dich draußen hin mit den Füßen auf der Erde.
2. Lege die Hände auf die Knie, ziehe die Schultern nach unten, weg von den Ohren, und schließe die Augen, wenn du dich damit wohlfühlst.
3. Atme durch die Nase ein und zähle bis drei.
4. Atme aus und zähle bis sechs.
5. Wiederhole dieses Atemmuster fünfmal.
6. Nimm wahr, wie sich die Füße auf der Erde anfühlen.
7. Jetzt stell dir vor, ein weißes Licht über deinem Kopf scheint in deinen Körper hinein. Es fließt über dein Gesicht und den Nacken in deine Schultern. Atme langsam und tief ein und aus.
8. Das weiße Licht fließt jetzt in deine Arme, den Brustkorb und den Rücken.
9. Stell dir vor, wie es deine Wirbelsäule entlang hinunter in das Becken und die Hüften fließt und weiter in deine Beine.

10. Das weiße Licht fließt deine Beine entlang in deine Füße und verbindet dich mit der Erde, indem es sich von oben und von unten durch deinen Körper bewegt.

SUCHT

Viele von uns brauchen eine Art Ablenkung vom Leben wie Alkohol, Drogen, TV, Essen oder das Handy. Wie alle in diesem Buch genannten gesundheitlichen Probleme ist Sucht eine vielschichtige Angelegenheit und die meisten Menschen benötigen mehrere Ansätze, um wieder suchtfrei zu werden. Grounding kann dabei helfen, denn es soll deine Verbindung mit der Sucht durch eine Verbindung mit der Erde ersetzen.

Wir nehmen als Beispiel die Handysucht, um zu zeigen, wie Grounding-Therapien dir helfen können, die Sucht loszuwerden. Zunächst muss man wissen, dass Smartphones und Apps eingebautes Suchtpotenzial haben, u. a. die Möglichkeit des Scrollens. Ähnlich wie Casinos, in denen es weder Tageslicht noch Uhren gibt, emittieren Smartphones Licht, das die Menschen festhält. Bei bei vielen Apps kann man die Zeit nicht sehen, während man spielt oder scrollt.

Wissenschaftler:innen der Johns Hopkins University denken, dass manche Apps aufgrund der variablen Verstärkung durch „Likes" und Belohnungen bei Spielen Menschen nicht loslassen, weil man auf einen Dopaminschub hofft. Dieser „Glaube" daran, dass „es mir besser geht, wenn ich nur noch einmal spiele", ist unbewusst.

Dopamin ist ein Neurotransmitter, der uns ein gutes Gefühl gibt, wenn wir etwas mögen. Er ist Teil des Belohnungssystems unseres Gehirns. Wenn jemand deinen Instagram-Post „likt" oder du in einen Schokokeks beißt, bekommst du einen kleinen Dopaminstoß.

Das Problem ist, dass viele Menschen auf immer mehr Dopaminschübe (Hits) hoffen, deswegen scrollt (oder isst) man immer weiter. Leider ist es nur so, dass die Wirkung nachlässt, je mehr Schübe es gibt. Du kennst die Erfahrung. Dieser erste Keks schmeckt fantastisch, aber der vierte oder fünfte bietet kein Geschmackserlebnis mehr und gibt dir im Gegenteil oft ein schlechtes Gefühl.

Genau wie endloses Scrollen.

Dieses Suchtverhalten bringt zwei zusätzliche Probleme mit sich. Erstens sind die „Hits" unzuverlässig, wir spielen immer weiter, weil wir sie suchen. Dass sie nicht zuverlässig kommen, verstärkt unser Bedürfnis umso mehr. Zweitens vermissen wir den Dopaminstoß, wenn er nachlässt, und wollen erst recht mehr.

Natürlich ist der Dopaminspiegel nicht die einzige Ursache für Sucht und Suchtverhalten. Er hat auch eine Bedeutung für andere gesundheitliche Probleme, wie Depression oder Parkinson. Zum Glück gibt es jedoch Möglichkeiten für Dopaminschübe, die nicht süchtig machen, nämlich draußen sein und sich erden.

Gesunde Dopaminquellen

Einige der besten Dopaminquellen, bei denen du dir keine Sorgen über den „Glücksspieleffekt" machen musst, sind Musik hören, gesunde Fette essen wie die in Nüssen oder Avocados und Spaziergänge in der Natur, besonders im Sonnenlicht.

Nimm Proteine zu dir, vor allem solche mit viel L-Tyrosin, einer Aminosäure, die die Verfügbarkeit von Dopamin erhöht. Zu den L-Tyrosin-Quellen gehören Milchprodukte, Eier, Bohnen, Vollkorngetreide, Rind, Lamm, Geflügel, Fisch und Nüsse. Allerdings kann eine Reduktion von gesättigten Fettsäuren auch gut für den Dopaminspiegel sein. Bohnen und Nüsse sind also möglicherweise bessere Alternativen als Fleisch. Wir wissen auch, dass Entzündungen mit einer erhöhten Aufnahme von gesättigten Fettsäuren zusammenhängen. Neueste Forschungen haben ergeben, dass es eine Verbindung zwischen der Darmgesundheit und den Neurotransmittern im Gehirn gibt; auch hier kann es hilfreich sein, L-Tyrosin aus Joghurt und anderen fermentierten Lebensmitteln aufzunehmen.

Natürliches Sonnenlicht und genügend Schlaf hängen eng mit dem Dopaminspiegel zusammen. Das korrekte Dopamin-Niveau sorgt für das Wachsein im Schlaf-Wach-Rhythmus.

JETLAG

Wenn du von New York nach Paris fliegst – von Westen nach Osten über fünf oder sechs Zeitzonen hinweg, je nach der Zeit im Jahr – hast du sehr wahrscheinlich mindestens zwei Tage lang mit dem Jetlag zu kämpfen. Das liegt daran, dass dein Körper einen relativ stabilen zirkadianen Rhythmus von vierundzwanzig Stunden hat. Wenn du gut auf dich achtest, gehst du vermutlich meist um dieselbe Zeit schlafen und wachst jeden Morgen ungefähr zur gleichen Zeit wieder auf.

Seit Menschen mit dem Flugzeug fliegen, wird nach Wegen gesucht, wie der Jetlag möglichst nicht den Urlaub ruiniert. Es gibt Medikamente mit ernsthaften Nebenwirkungen. Zum Glück jedoch sind Grounding und Sonnenlicht sowohl die effektivsten als auch die sichersten Methoden zur Bekämpfung des Problems.

Nach einer Studie aus dem Jahr 2023, veröffentlicht im *Biomedical Journal*, wird der zirkadiane Rhythmus vom Licht und den elektromagnetischen Feldern der Erde beeinflusst. Eine Flugreise, die deinen typischen zirkadianen Rhythmus stört, kann Entzündungen, Erschöpfung und grippeähnliche Symptome hervorrufen.

Um diesen Problemen entgegenzuwirken, beschäftigt man sich in der Forschung mit Grounding, und es scheint zumindest vordergründig so, als ob Grounding die Wahrscheinlichkeit eines Jetlags reduzieren kann. Deshalb folgende Empfehlung: Vermeide Alkohol, versuche im Flugzeug zu schlafen, gewöhne dich einige Tage vor der Reise allmählich an die neue Zeitzone und benutze Grounding und den Aufenthalt im Licht, um dich am Ort zu zentrieren.

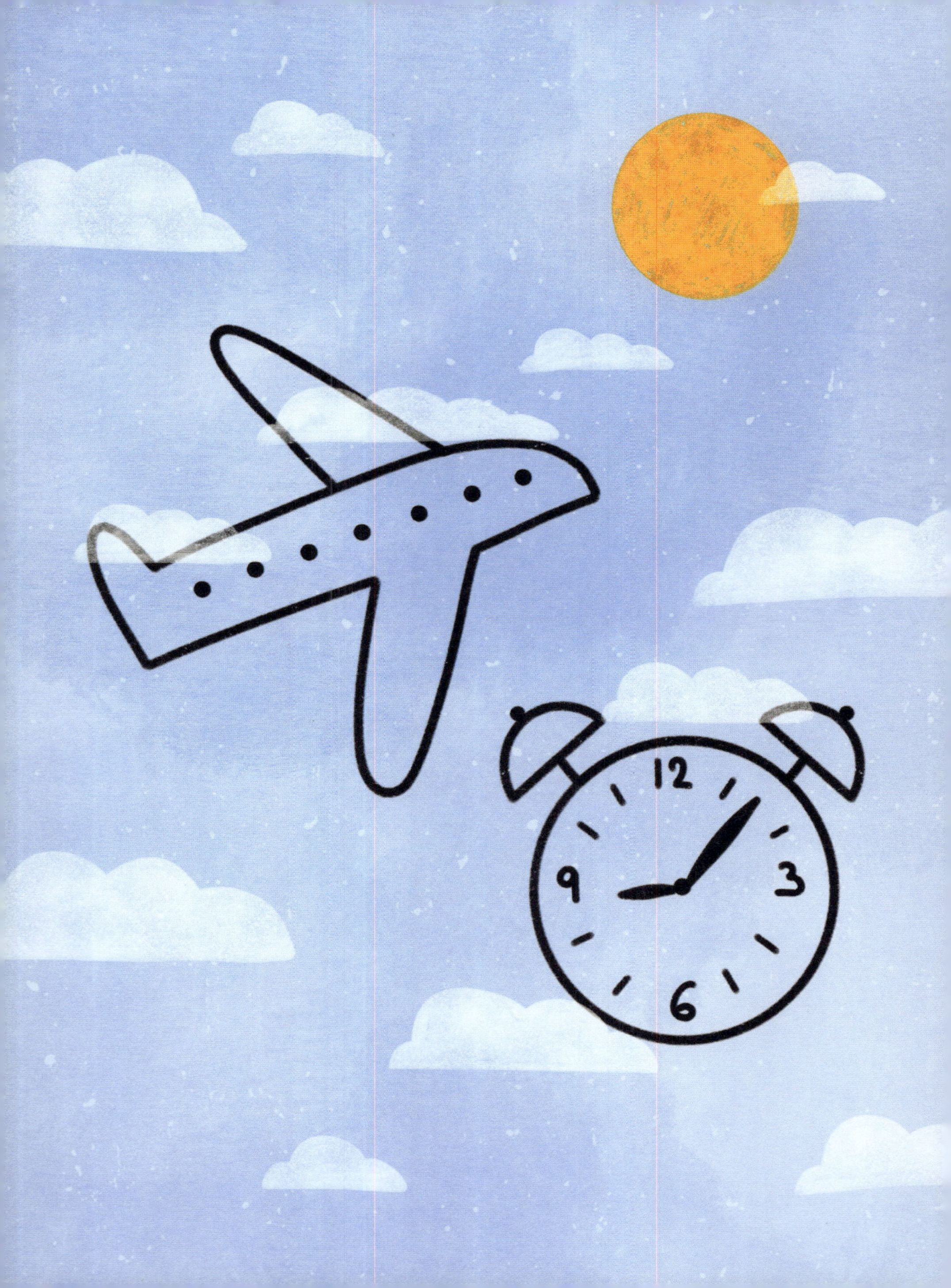

Grounding bei Ankunft

Zunächst begibst du dich natürlich zu deinem Aufenthaltsort. Gehe so früh am Tag wie möglich in einen Park (davon gibt es viele in Paris) oder an den Strand (wenn du nicht in einer Stadt, sondern an einem ruhigeren Ort bist) und zieh die Schuhe aus. Mit der Sonne im Gesicht (hoffentlich!) stehst du auf der Erde oder im Wasser. Entspanne dich für zwanzig Minuten und wackle mit den Zehen im Gras oder im Sand.

Grounding steigert die Alphawellen im Gehirn (die eine Frequenz von 7,5 Hz haben). Alphawellen entstehen bei Tiefenentspannung und Meditation. Sie verschaffen uns Zugang zu unserer Vorstellungskraft, Erinnerung, Lernfähigkeit und Konzentration. Ebenso verbessern sie den Schlaf und normalisieren die Ausschüttung von Cortisol und Melatonin.

Später, nach einem schönen Tag beim Laufen oder Schwimmen (damit du in Verbindung mit Erde oder Wasser bleibst), schlafe auf einer Grounding-Matte auf dem Boden. Dadurch wird der Cortisolspiegel ausgeglichen und dein zirkadianer Rhythmus synchronisiert.

Wenn du in einem Hotelzimmer bist und es nicht erwarten kannst, dich in das bequeme Bett zu legen, genügen auch zwanzig Minuten auf der Grounding-Matte, um dich wieder mit der Erde zu verbinden.

4

GROUNDING-ORTE

„Reisen macht einen bescheiden. Man erkennt, welch kleinen Platz man in der Welt einnimmt.“

GUSTAVE FLAUBERT

Beim Reisen, egal ob zu einem Park am anderen Ende der Welt oder einem Strand in der Nähe, hast du bestimmt schon einmal die Erfahrung gemacht, dass sich der Ort einfach „gut anfühlt“. Es gibt einige Orte auf der Erde, an denen Menschen schon seit Hunderten von Jahren Frieden finden. Und möglicherweise gibt es einen wissenschaftlichen Hintergrund dafür, warum bestimmte Orte für Millionen von Reisenden so bedeutend sind: Es hat etwas mit Grounding zu tun.

DIE SIEBEN CHAKREN DER ERDE

Bevor wir uns mit den Chakren der Erde beschäftigen, zunächst ein paar Worte zu den Körperchakren. In der hinduistischen und buddhistischen Yogatradition bezieht sich das Wort Chakra, das so viel bedeutet wie „Kreis“ oder „Rad“, auf die Energiezentren des Körpers. Diese befinden sich nicht wörtlich im Körper, sondern entsprechen einem Ort, an dem Nervenstränge und Organe eine Rolle für deine physische Gesundheit spielen. (Chakra spricht man übrigens wie „Tscha-kraa“ aus.)

In dieser traditionellen Denkweise hängt deine Gesundheit davon ab, ob deine Chakren offen und im Gleichgewicht sind. Wenn es dir nicht gut geht, könnte das daran liegen, dass deine Chakren blockiert sind. Es gibt sieben Hauptchakren, von denen jedes mit einer unsichtbaren Energielinie verbunden ist, die vom unteren Ende deiner Wirbelsäule bis über deinen Kopf hinaus verläuft. Zu jedem Chakra gehört eine Yogaposition, eine Farbe (in der Reihenfolge des Regenbogens) und eine Emotion.

Muladhara
Unteres Ende der Wirbelsäule/Sphinkter
rot

Das Muladhara oder Wurzelchakra ist dein Fundament. Ist es stabil, fühlst du dich geerdet und sicher. Gerät es aus dem Gleichgewicht, bist du haltlos und ängstlich. Die Baumposition bringt Stabilität.

BAUM

1. Starte in der Berghaltung: Füße hüftbreit auseinander, Bauchmuskeln angespannt, die Füße fest auf dem Boden. Richte den Blick auf einen Punkt auf dem Boden vor dir, das hilft, die Balance zu halten.
2. Hebe einatmend die Arme in Gebetshaltung vor dein Herz und lockere die Schultern. Beuge dein linkes Bein und positioniere den linken Fuß seitlich an deinem rechten Bein. Du kannst auch die Zehen auf dem Boden lassen und deine linke Ferse ans rechte Fußgelenk legen, wenn das für dich einfacher ist.
3. Atme aus und halte das Gleichgewicht. Wenn du wackelst, spanne den Bauch an. Kein Problem, wenn du schwankst – Bäume wiegen sich im Wind.
4. Halte die Position für ca. 30 Sekunden.
5. Wechsle auf die andere Seite.

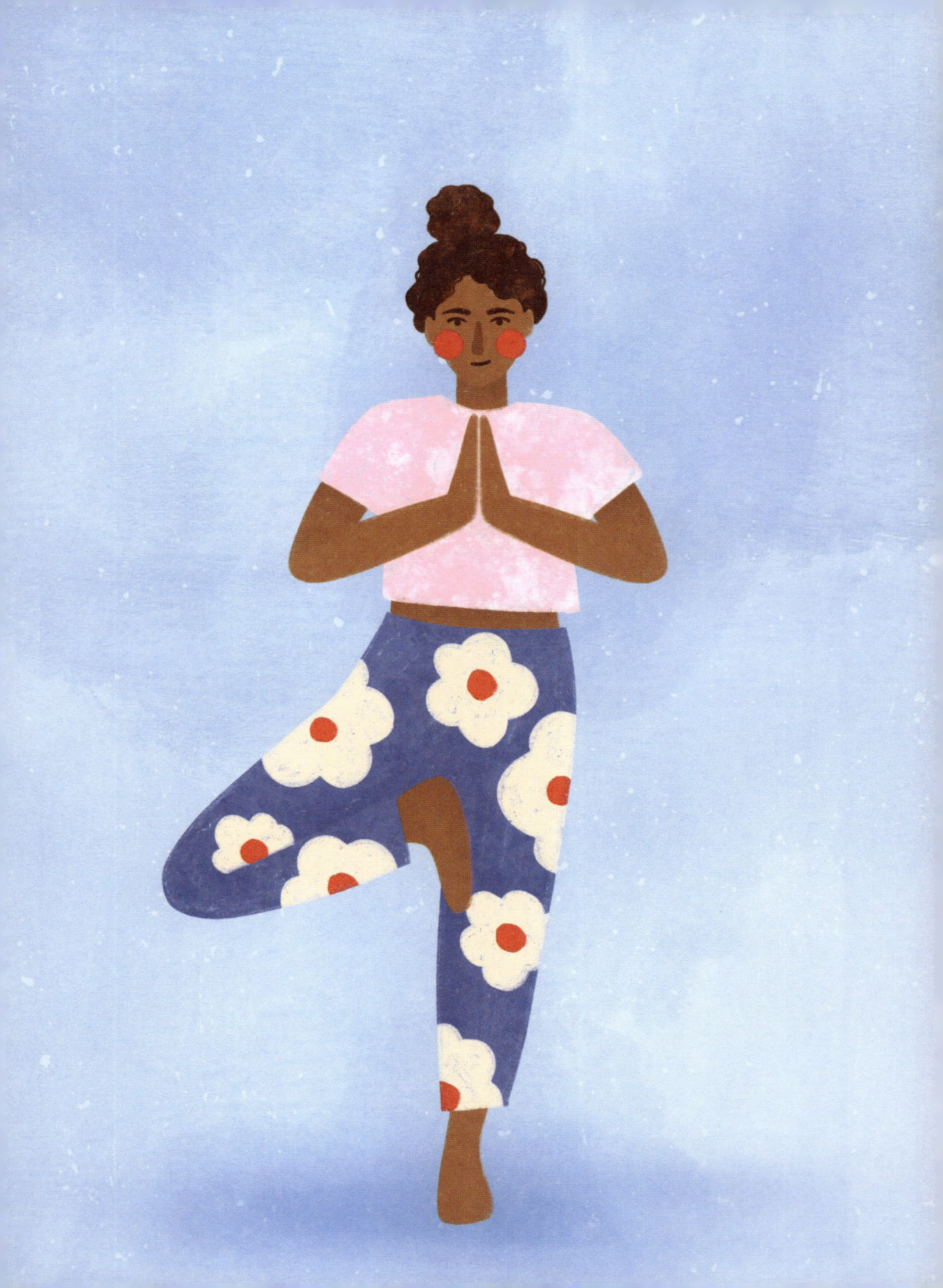

Svadhisthana
Kreuzbein
orange

Das Sakralchakra ist die Lebenskraft in Verbindung mit der sexuellen und kreativen Energie. Ist es stabil, bist du in Verbindung mit deinen Emotionen und mit Anderen. Ist es blockiert, fühlst du dich unverbunden. Mit der tiefen Hocke öffnest du dieses Chakra und gibst deiner Sexualität und deinen Beziehungen neue Energie.

TIEFE HOCKE

1. Du stehst in einer Grätsche, die Zehen zeigen nach außen, die Fersen zueinander, wie in der zweiten Position beim Ballett. Bring die Knie über die Füße; du solltest deine großen Zehen sehen können.
2. Spanne den Bauch an und entspanne die Schultern.
3. Geh in die Hocke, die Oberschenkel zeigen voneinander weg, und lege die Hände vor dem Brustkorb aneinander. Wenn möglich, drücke mit den Armen die Oberschenkel nach außen.
4. Halte diese Position für 30 Sekunden.

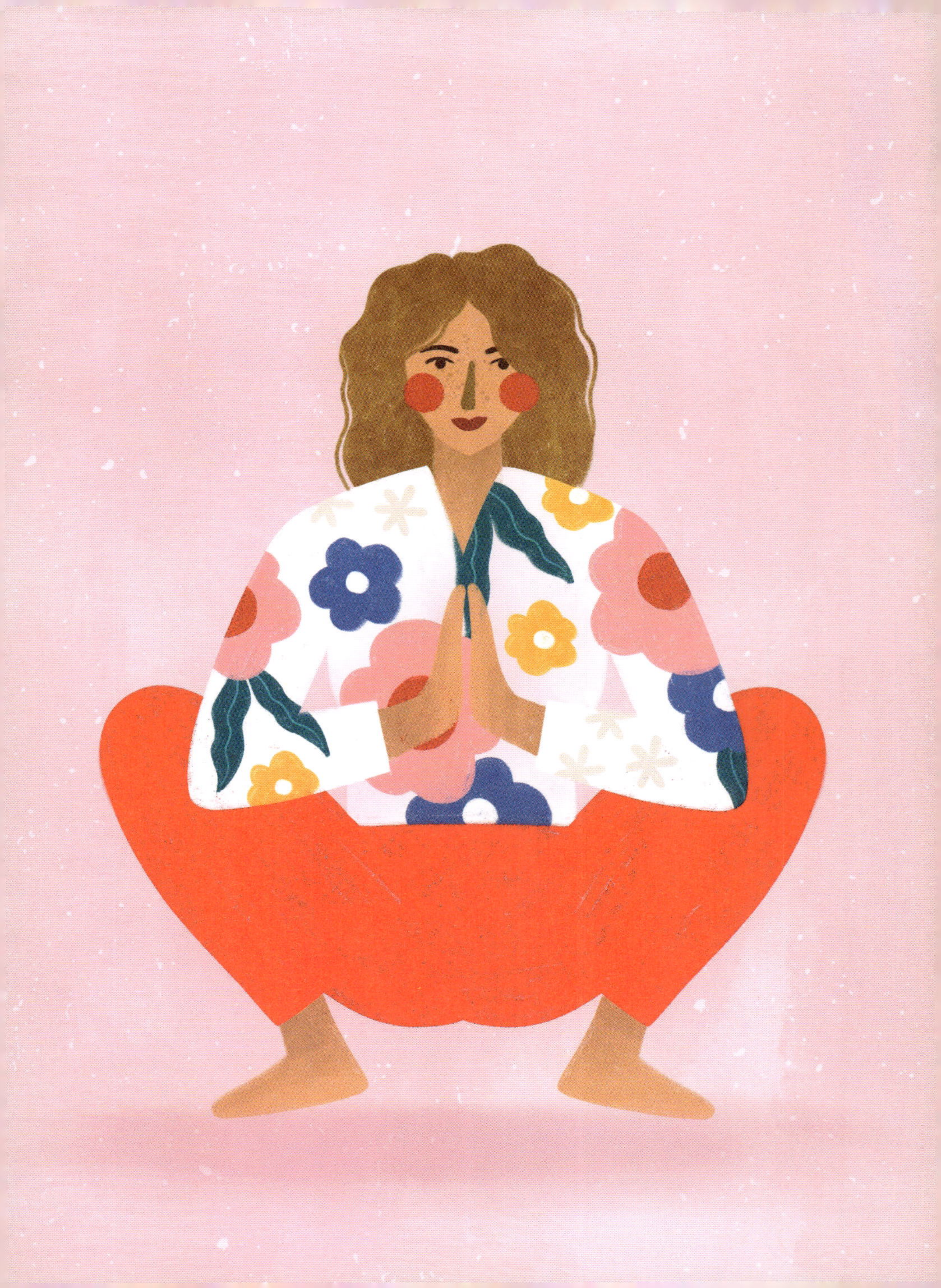

Manipura
Nabel
gelb

Das Manipura oder Solarplexus-Chakra genannt wirkt auf deinen Bauchbereich. Ist es im Gleichgewicht, fühlst du dich selbstbewusst. Ist es nicht im Gleichgewicht, hast du eventuell Verdauungsprobleme aufgrund deiner Emotionen. Um hier Energie fließen zu lassen, praktiziere die Bootposition.

BOOT

1. Du sitzt mit gebeugten Beinen auf dem Boden, Füße auf dem Boden. Der Rücken ist gerade, die Schultern locker, schaffe Länge im Brustraum.
2. Lehne dich zurück und hebe die Knie an, balanciere auf den Sitzbeinhöckern.
3. Versuche nun, die Beine auszustrecken. Du kannst dabei die Hände auf die Oberschenkel legen.
4. Wenn möglich, lehne dich mit gestreckten Beinen zurück, bilde ein V.
5. Atme einige Male ein und aus.

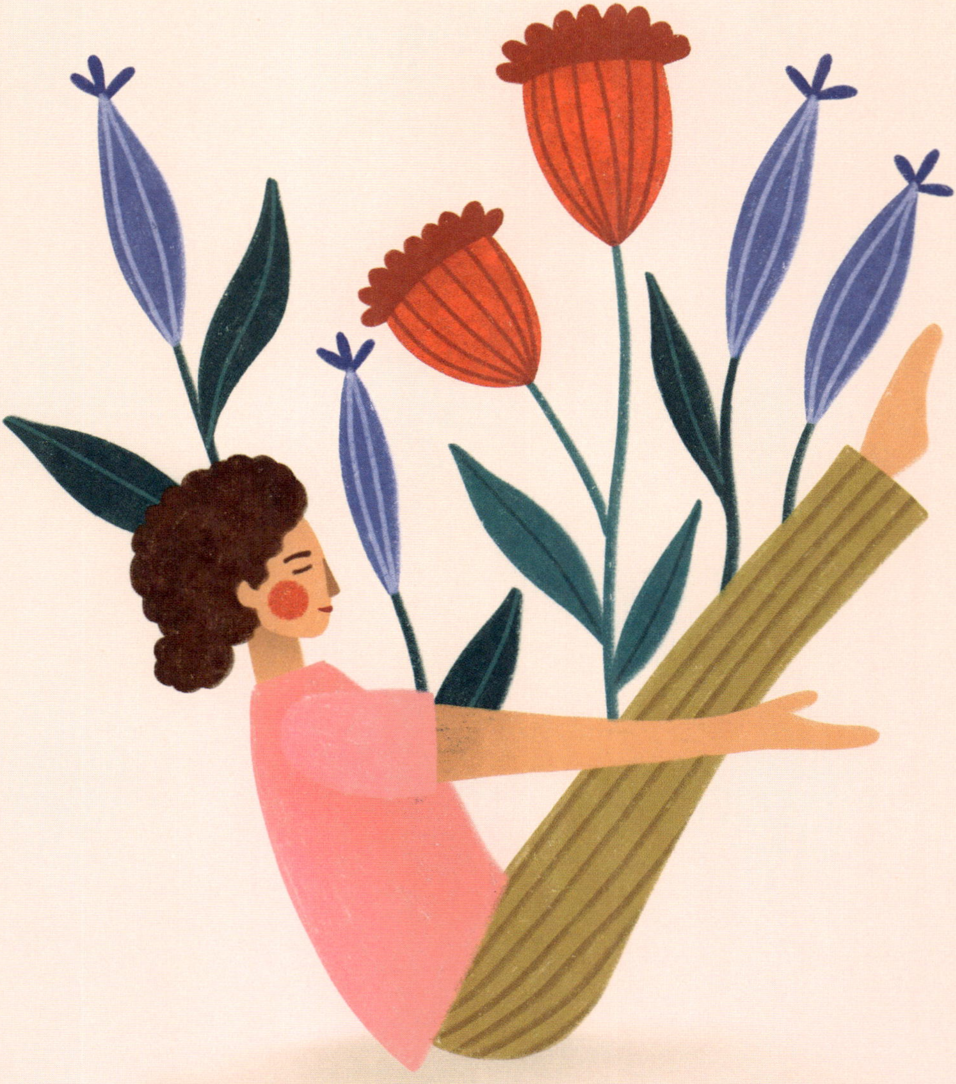

Anahata
Herz
grün

Dieses Chakra befindet sich in der Herzgegend in deiner Brust und bezieht sich auf deine Fähigkeit, Liebe in all ihren Erscheinungsformen zu empfinden. Ist es blockiert, fühlst du dich einsam oder unsicher. Die Kamelposition öffnet den Brustraum und hilft dir, den Atem und die Energie in diesen Teil des Körpers zu leiten.

KAMEL

1. Du kniest auf dem Boden, Knie und Fußgelenke zusammen, Hüfte im rechten Winkel zu den Füßen, die Zehen flach auf dem Boden.
2. Spanne den Bauch an, atme ein und hebe die Arme über den Kopf.
3. Strecke die Arme nach hinten zu den Fersen, bis du in einer Rückbeuge bist. Hebe den Brustkorb und ziehe den Hals in die Länge.
4. Diese Position ist schwierig. Du kannst dich stattdessen auch im Stehen nach hinten beugen, mit den Händen auf dem unteren Rücken. Du möchtest Länge schaffen und nichts zusammendrücken.
5. Halte die Rückbeuge für 30 Sekunden, löse sie langsam wieder auf.

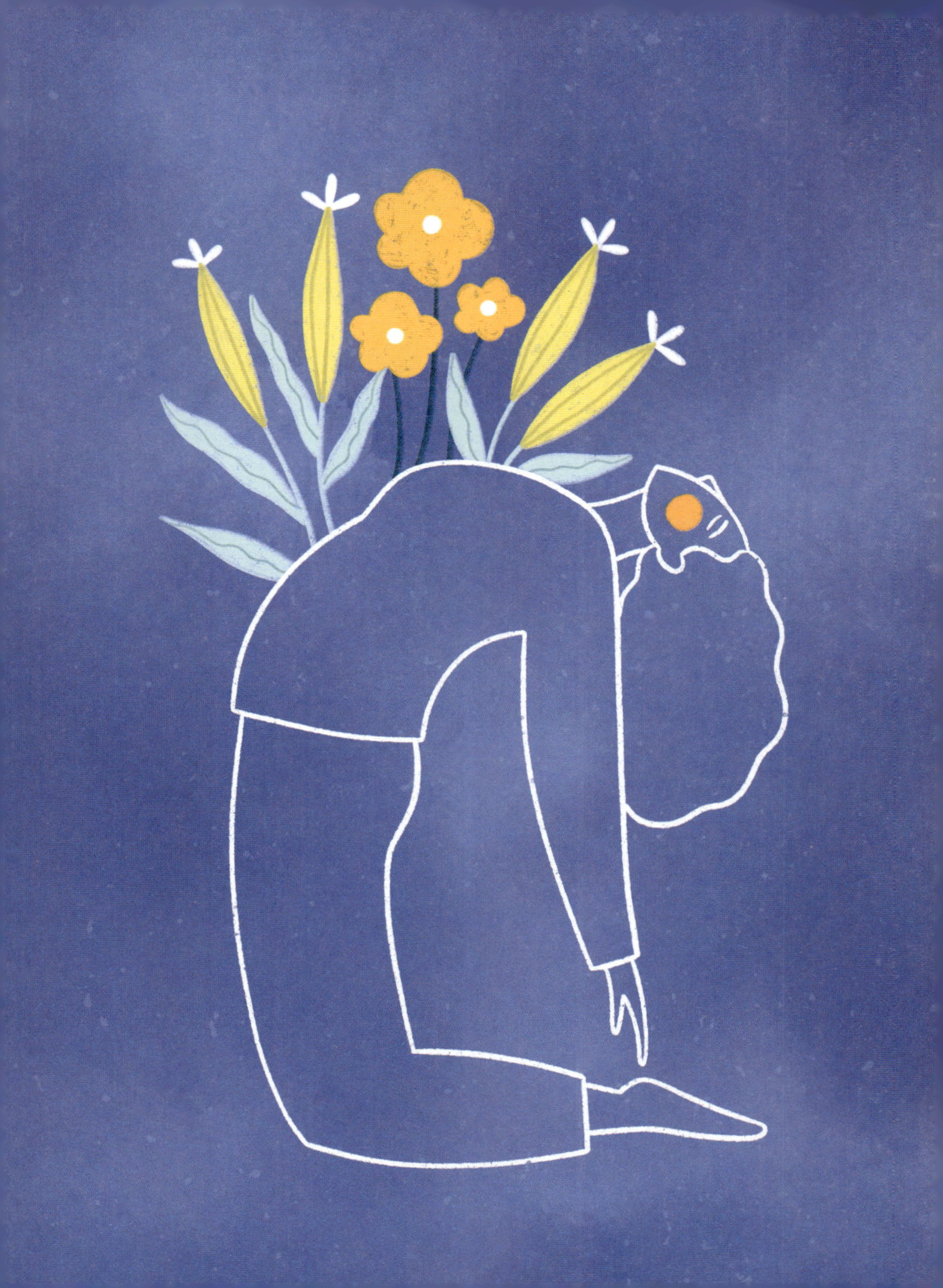

Vishuddha
Hals
blau

Wie der Name schon sagt, befindet sich das Hals-Chakra in deinem Hals. Es beeinflusst deine Fähigkeit zu verbaler Kommunikation. Ist es blockiert, fällt es dir vielleicht schwer, dich auszudrücken. Wenn du dieses Chakra unterstützen willst, versuche es mit der Pranayama-Atmung auf neun Zähzeiten.

PRANAYAMA-ATMUNG AUF NEUN ZÄHLZEITEN

Viele „Hot-Yoga"-Stunden beginnen mit dieser Sequenz. Du kannst dich damit wunderbar am Anfang der Stunde zentrieren. Die Übung entspannt den gesamten Oberkörper und lässt dich tief atmen. Konzentriere dich darauf, langsam zu zählen.

1. Stehe mit geschlossenen Füßen, die Füße sind parallel zueinander, der Bauch angespannt, die Schultern locker.
2. Verschränke die Finger unter dem Kinn und bringe Unterarme und Ellbogen vor dem Oberkörper zusammen, den Blick entspannt nach vorn gerichtet.
3. Atme auf drei Zählzeiten ein, die Hände bleiben zusammen, die Ellbogen heben sich, der Kopf neigt sich sanft zurück. Die Hände bleiben unter dem Kinn. Lenke den Atem an die Halsrückseite.
4. Atme mit zurückgeneigtem Kopf langsam auf drei aus und führe die Ellbogen wieder zusammen.
5. Mit den letzten drei Zählzeiten komme zurück in die Startposition. Wiederhole die Bewegung neunmal. Wenn du traditionell üben willst, wiederhole die Sequenz noch weitere zehnmal.

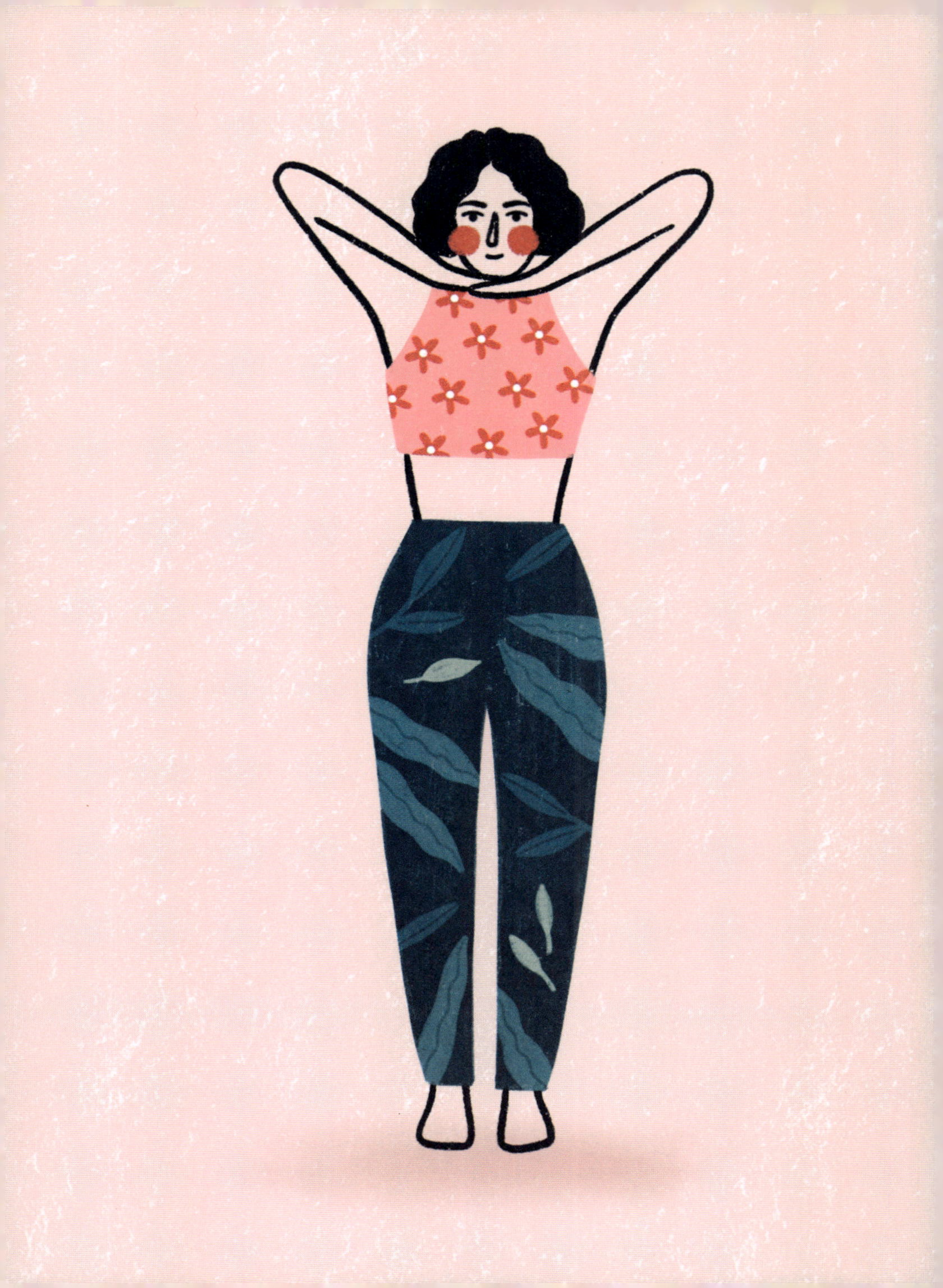

Ajna
Zwischen den Augen
violett

Dieses Chakra heißt auch das dritte Auge, denn es befindet sich zwischen deinen Augen. Es ist für ein starkes Bauchgefühl verantwortlich und steht in Verbindung mit deiner Intuition und Vorstellungskraft. Ist dieses Chakra blockiert, fühlst du dich vielleicht wie im Nebel und unentschlossen. Viparita Karani oder die Umkehrhaltung verbindet deine Energie mit der Energie der Erde.

VIPARITA KARANI ODER UMKEHRHALTUNG

Viele Yogi:nis empfinden diese Haltung als die entspannendste. Sie aktiviert die Entspannungsantwort, einen Zustand tiefer Erholung, der deine physische und emotionale Reaktion auf Stress beeinflusst. Wenn du eine Entspannungsantwort erreichst, dann sinken deine Herzfrequenz und dein Blutdruck und du kannst tief atmen.

In dieser Position kannst du deine Beine auch auf eine Couch, ein Bett oder einen Stuhl legen anstatt gegen eine Wand.

1. Lege dich mit dem Po so nah an eine Wand wie möglich.
2. In Rückenlage legst du die Beine an die Wand und schiebst gleichzeitig den Po nah an die Wand.
3. Der Oberkörper liegt auf dem Boden, die Arme an den Seiten.
4. Entspanne dich in den Boden hinein und lass dich von ihm tragen.
5. Bleibe 10 Minuten liegen und atme tief mit geschlossenen Augen. Wenn du möchtest, lege ein Augenkissen auf die Augen.

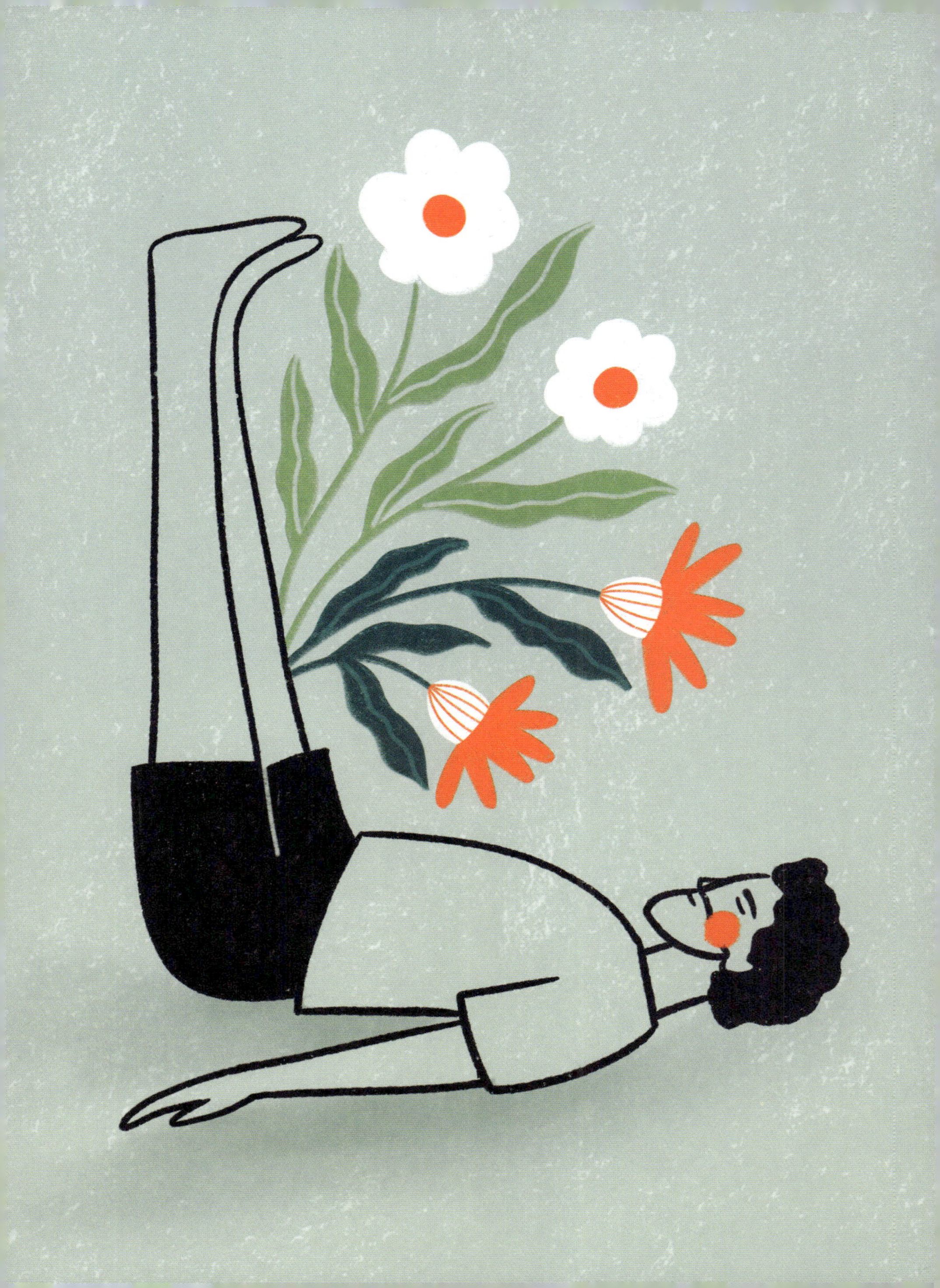

Sahasrara
Krone des Kopfes
weiß

Das Kronenchakra befindet sich an deinem Scheitel. Es steht für die spirituelle Verbindung zu dir selbst, Anderen und dem Universum. Es hat auch eine Bedeutung für deinen Lebenszweck. Wenn dieses Chakra blockiert ist, fühlst du dich nicht mit dir, mit Anderen oder mit deiner höheren Bestimmung verbunden. Die einfache Sitzhaltung soll all deine Energie zu deinem höchsten Selbst leiten.

EINFACHE SITZHALTUNG

1. Diese Sitzhaltung hat außerhalb des Yoga viele Namen, z. B. Schneidersitz. Im Yoga sitzt du dabei gerade und spürst stabil den Boden unter dir.
2. Kreuze die Beine an den Schienbeinen und lege, wenn möglich, die Füße unter das jeweils gegenüberliegende Knie, die Zehen zeigen nach vorn. Die Fußaußenkanten sollten auf dem Boden liegen.
3. Bleibe zwischen 30 Sekunden und zwei Minuten in dieser Position sitzen, ziehe dabei die Schultern weg von den Ohren und spanne die Bauchmuskeln an. Die Übung ist „einfach“, weil der Boden dich trägt; dennoch musst die Position aktiv „halten“.

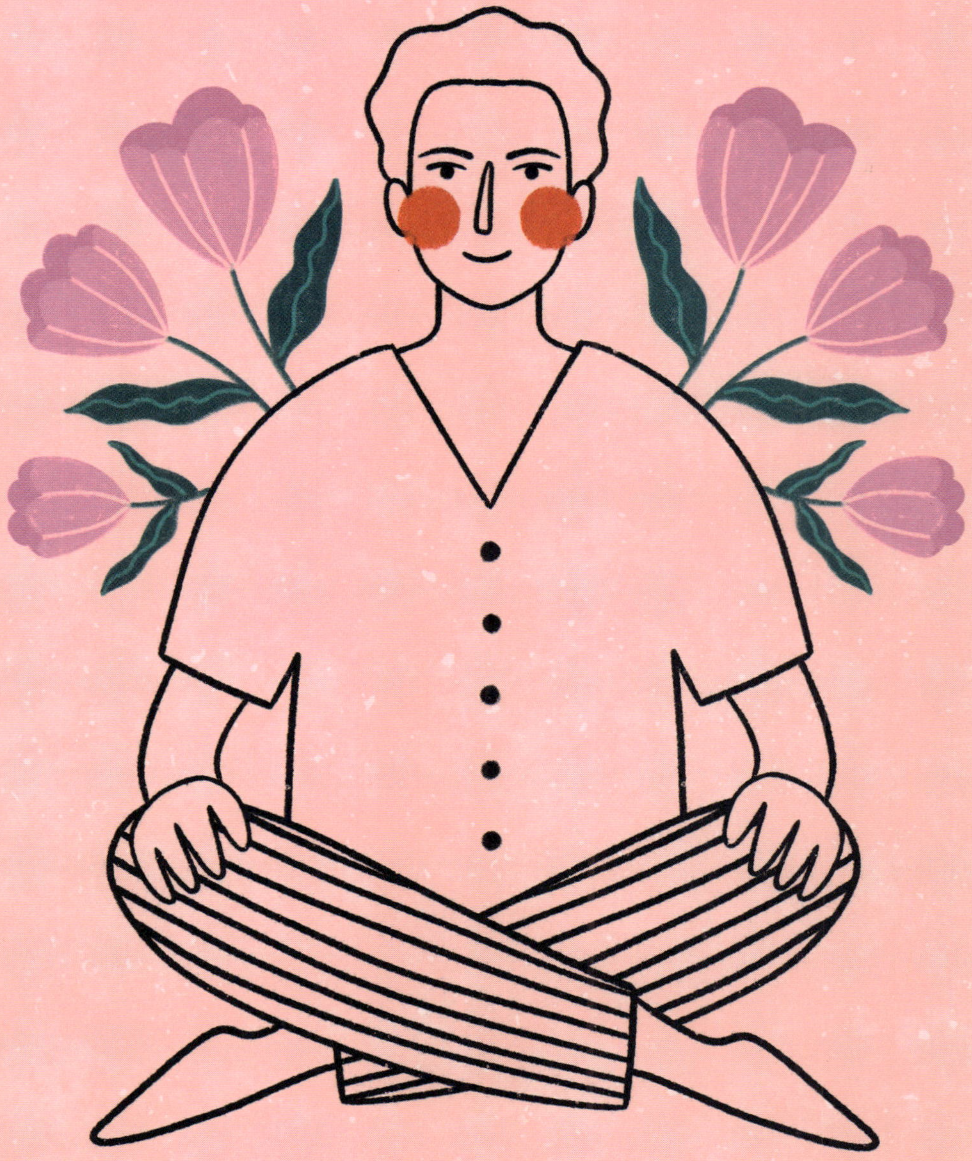

Auch auf der Erde gibt es Chakren, die genau wie die Körperchakren mit Emotionen, Gesundheit und Spiritualität in Verbindung stehen. Die Chakren der Erde liegen entlang der Leylinien des Planeten. An einigen Orten entlang dieser Linien soll es eine spezielle magnetische Energie geben. Diese Denkweise deckt sich mit der Entdeckung der Schumann-Resonanz. Nach Aussage der NASA existieren elektromagnetische Wellen zwischen der Erdoberfläche und einer Grenzlinie ca. 97 km über der Erde. Natürlich gibt es immer irgendwo auf dem Planeten Blitze und Gewitter sowie andere geladene Partikel in der Atmosphäre. Diese Wellen haben eine extrem niedrige Frequenz, sind aber trotzdem messbar. Sie stehen im Zusammenhang mit den Jahreszeiten, der Sonnenaktivität und anderen Wetterphänomenen.

Diese magnetische Energie ist an bestimmten Orten der Erde besonders stark. Es ist nicht überraschend, dass viele dieser Orte für verschiedene Völker heilig sind und zu bedeutenden Reisezielen geworden sind. Es ist wichtig, mit einer gewissen Ehrfurcht an diese Orte zu reisen und die Erde respektvoll zu behandeln. Es sind keine menschengemachten Sehenswürdigkeiten wie der Eiffelturm, sondern natürliche Orte, die eine heilende Energie ausstrahlen sollen. Einige davon – Mount Shasta, der Titicacasee, Uluru, Stonehenge und die Umgebung der Cheops-Pyramide – sind sogar UNESCO-Welterbestätten. Wenn du sie besuchst, zieh bitte deine Schuhe aus!

Mount Shasta, Kalifornien – Muladhara

Indigene Völker wie die Stämme der Shasta, Klamath, Pit, Modoc und Wintu lebten viele Jahre lang am Fuß dieses 4322 m hohen schlafenden Vulkans in der Kaskadenkette Kaliforniens. Mount Shasta hat zwei Gipfel. Sein letzter Ausbruch war 1786, aber die Gegend ist noch immer geologisch aktiv, ihre tektonischen Platten verschieben sich und Erdbeben sind messbar. Die Gletscher des Mount Shasta speisen die Flüsse McCloud, Sacramento und Shasta. Schon John Muir schrieb: „Als ich erstmals den Mount Shasta über den gewundenen Falten des Sacramento-Tals sah, verwandelte sich mein Blut in Wein, und seitdem kenne ich keine Müdigkeit mehr."

Für viele Menschen sind Berge ein beruhigender Anblick, da man sie schon von weitem sehen kann. Man kann auf einen Berg steigen, und obwohl man das nicht barfuß tun sollte, ist man doch auf einem Pfad den Berg hinauf mit der Erde verbunden. Außerdem sieht die Erde von einem Berg aus anders aus. Wenn Menschen die Verbindung zu sich selbst verloren haben, gehen sie manchmal in die Berge, um wortwörtlich einen anderen Blickwinkel zu bekommen. Wenn du auf einem Berg stehst, fühlst du dich wie „auf dem Gipfel der Welt", und diese neue Perspektive, die Welt von oben anstatt von unten zu betrachten, lässt dich vielleicht auch dein Leben aus einer breiteren und großzügigeren Perspektive betrachten.

Berge stehen für die alterslose Weisheit der Erde. Sie haben ein breites Fundament und reichen bis hoch in den Himmel – eine gute Metapher für den Menschen. Sie erinnern uns an die Redensart, dass „Kinder Wurzeln und Flügel brauchen". Berge sind mit dem Wurzelchakra verbunden, denn ihr breites Fundament ist in der Erde verwurzelt und bietet uns Stabilität, aus der wir wachsen können.

Bergmeditation

Wenn du das Gefühl hast, nicht weiterzukommen oder etwas im Leben ändern möchtest, dir die ersten Schritte aber schwerfallen, besuche den Mount Shasta oder einen Berg in deiner Nähe. Auch wenn er nicht so hoch wie der Mount Shasta ist, kannst du die Energie einer neuen Perspektive trotzdem für dich nutzen.

Diese Meditation soll dich erden und dabei Veränderung und Fortschritt in dein Leben einladen.

1. Wenn du an einem sicheren Ort bist, also nicht auf einem felsigen Pfad kletterst, sondern stabil stehst und weit schauen kannst, zieh die Schuhe aus.
2. Stehe in der Berghaltung, die Füße parallel, die großen Zehen berühren sich und die Fersen stehen leicht auseinander. Spanne die Bauchmuskeln an und kippe das Becken leicht nach vorn, so dass es zwischen den Hüften steht. Atme tief, ohne die Schultern nach oben zu heben. Entspanne die Arme neben deinem Körper, die Handflächen zeigen nach vorn.
3. Atme tief und langsam. Stell dir vor, wie beim Einatmen der Atem in die Füße fließt und dich mit der Erde unter dir verbindet. Beim Ausatmen stellst du dir deine Zukunft vor. Was willst du? Wenn du wieder einatmest, fließt der Atem zurück in die Füße und dahin, wo du jetzt bist. Beim Ausatmen stellst du dir wieder die Zukunft vor. Mache so lange wie nötig weiter. Denke daran, dass diese Technik dir helfen soll, als eine etwas andere Person vom Berg wieder herunterzusteigen.

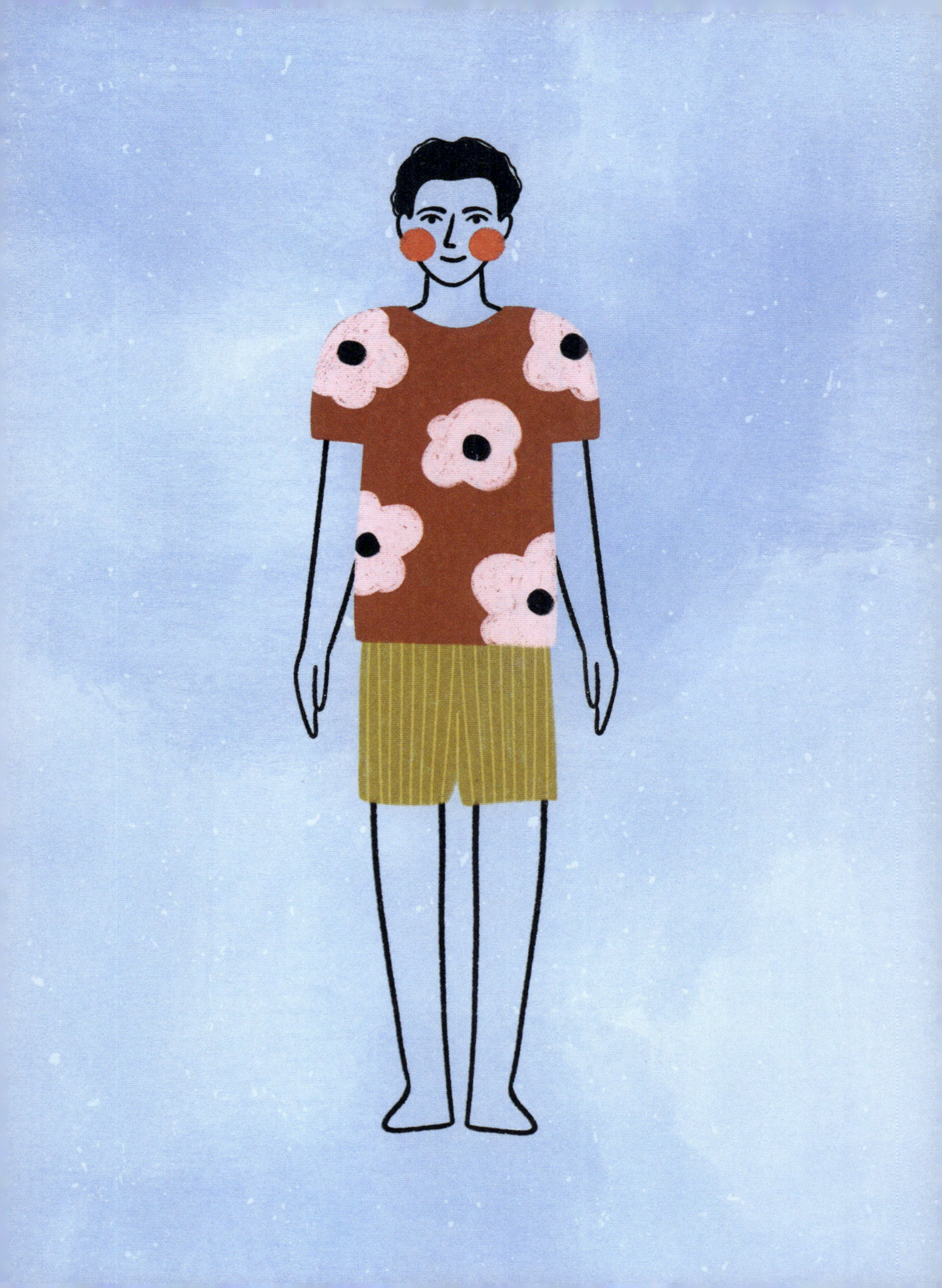

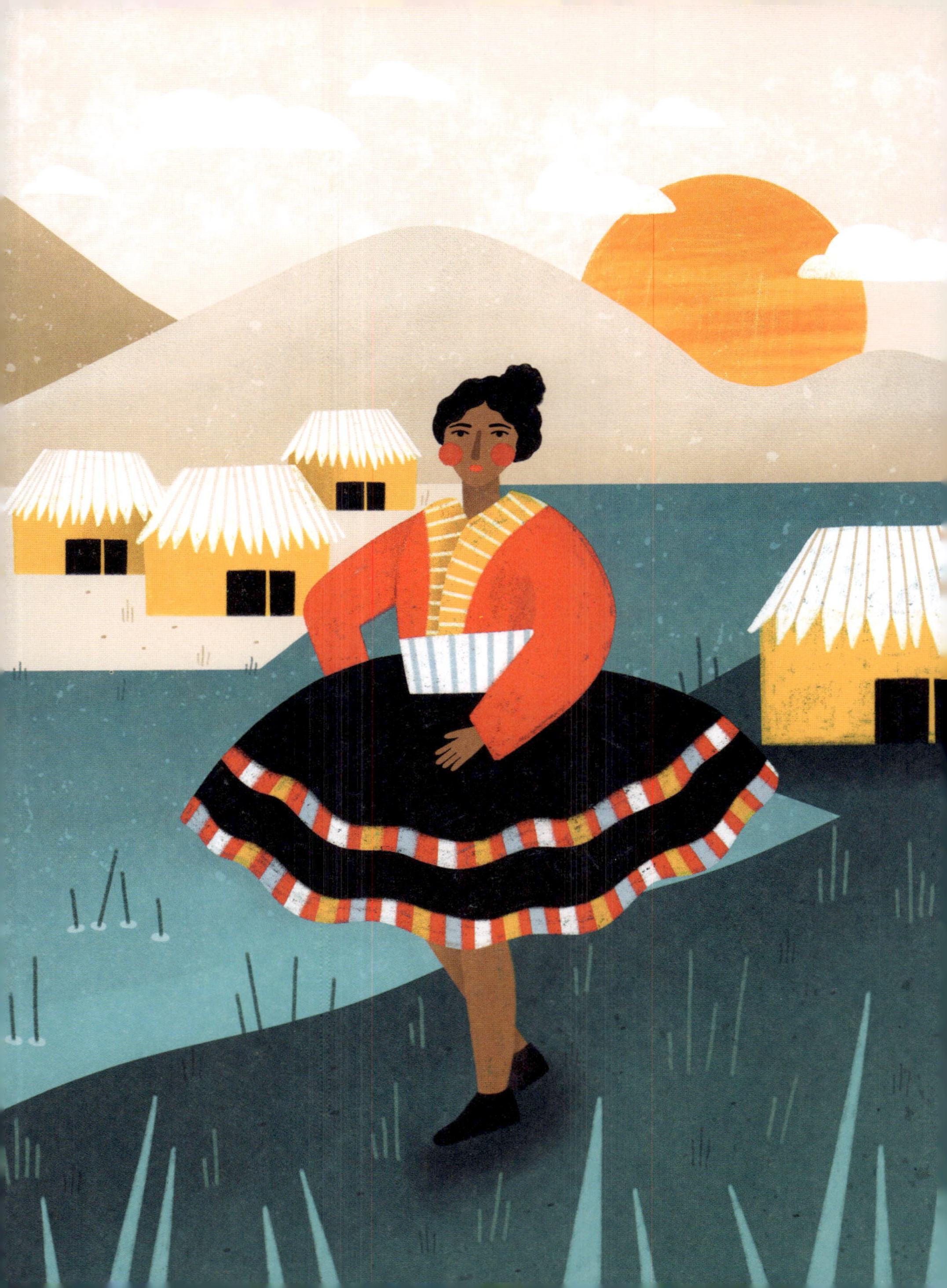

Titicacasee, Südamerika – Svadhisthana

Der Titicacasee ist ein Süßwassersee in den Anden, an der Grenze zwischen Bolivien und Peru. Er ist das größte schiffbare Gewässer der Welt. Man kann es zwar nicht sicher sagen, aber viele Historiker:innen glauben, dass dort die Geburtsstätte der Inkas liegt, denn um den See herum findet man entsprechende Ruinen. Der See ist vermutlich drei Millionen Jahre alt. Er ist berühmt dafür, wie ruhig sich in ihm der Himmel spiegelt. Die Sümpfe und Tiere um den See herum sind genauso bedeutend wie der See selbst. Was der Name *Titicaca* ursprünglich bedeutete, weiß man nicht, aber heute lässt sich das Wort übersetzen mit „Berg des Pumas" oder „steinerner Puma". Die Inkas glaubten, dass hier der Geburtsort der Sonne war.

Das Geschenk des Titicacasees und zweiten Chakras ist es, dass du deine Sexualität und Kreativität ins Gleichgewicht bringst. Es ist aber kein Chakra der Promiskuität und des unkontrollierten Auslebens. Wenn dein zweites Chakra in Balance ist, vertraust du deiner Intuition und bist offen für Gelegenheiten, aber nicht wild oder hemmungslos.

Tanze!

Tanzen ist eine wundervolle Art, um eine Blockade deines zweiten Chakras zu lösen. Leg Musik auf und lass deinen Körper einfach reagieren. Einige Bewegungen, die besonders mit dem Sakralchakra in Verbindung stehen, sind Drehungen und Hüftschwünge. Wenn dir Tanzen unangenehm ist, versuche es mit einem Hula-Hoop-Reifen oder kreise mit deinen Hüften abwechselnd in beide Richtungen; die Füße bleiben mit etwas Abstand voneinander auf dem Boden. Squats und Pliés sind auch möglich, aber du solltest immer Musik dabei hören und im Rhythmus bleiben.

Uluru, Australien – Manipura

Der größte Monolith der Erde, Uluru, liegt im Zentrum Australiens und ist 863 m hoch. Er ist 3,5 km lang, 2,4 km breit und hat einen Umfang von 9,3 km. Der Fels besteht aus Sandstein und Feldspat. Im Sonnenuntergang glüht er orange-rot wie Feuer. Der obere und untere Teil sehen unterschiedlich aus. Die unteren Hänge haben Rillen aufgrund der Erosion, während es weiter oben Becken gibt. In den Höhlen am Fuß des Felsens findet man Felszeichnungen und Malereien der indigenen Bevölkerung Australiens.

Das Solarplexus-Chakra ist der Mittelpunkt deiner Körperenergie. Alle Chakren haben eine spezifische Energie, aber der Solarplexus ist dein Zentrum. Wenn das dritte Chakra ausgeglichen ist, kannst du voller Energie konzentriert auf deine Ziele hinarbeiten, ohne dabei jemanden verletzen oder Macht über Andere ausüben zu wollen. Deine Energie ist für dich selbst und du bist frei und stark wie dieser riesige Monolith.

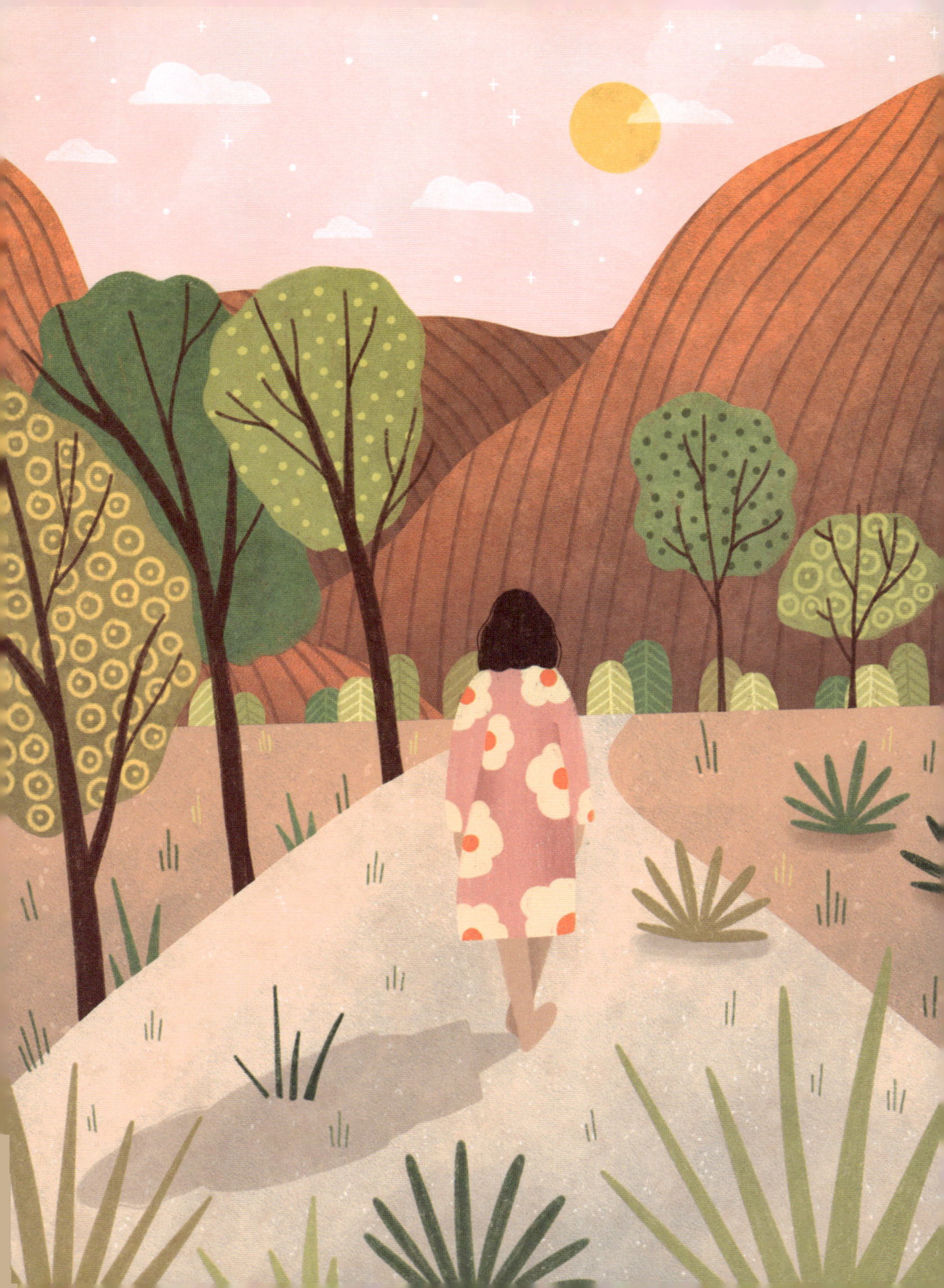

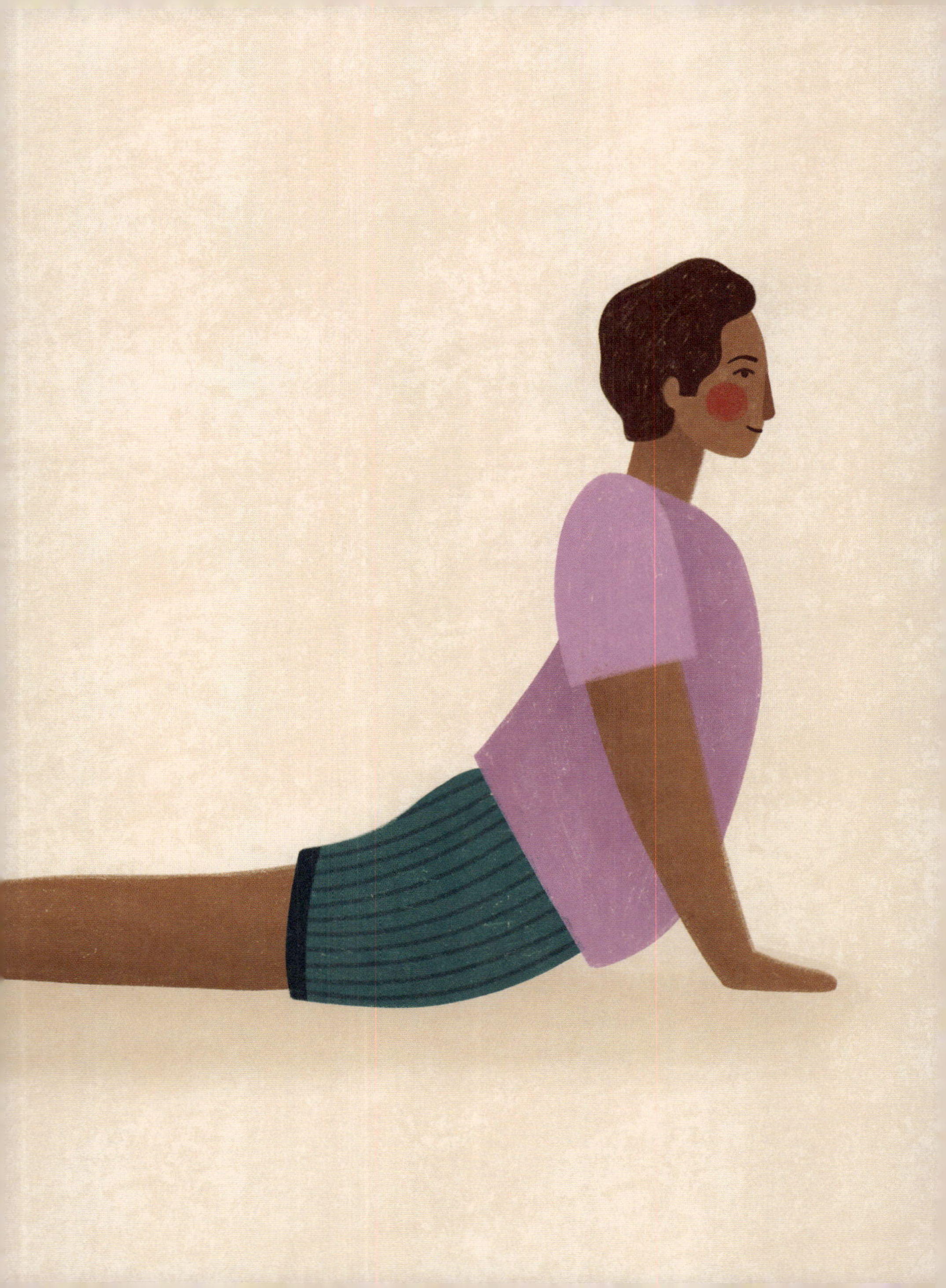

Kobra

Die Kobraposition hebt und stärkt den Solarplexus.

1. Lege dich auf den Bauch, die Hände direkt unter den Schultern. Die Ellbogen sind neben dem Körper, die Schultern weg von den Ohren und der Oberkörper liegt lang auf dem Boden.
2. Atme ein, strecke die Ellbogen langsam bis zu einem 45-Grad-Winkel und hebe dabei Kopf, Nacken und Schultern. Der untere Rumpf bleibt auf dem Boden, die Beine sind ausgestreckt, der Nacken ist neutral.
3. Beim Ausatmen senkst du den Oberkörper wieder und legst deinen Kopf auf einer Seite auf dem Boden ab.
4. Fünfmal wiederholen, dabei den Kopf immer wieder auf die andere Seite legen.

Glastonbury Tor, England – Anahata

Ein „Tor" ist ein freistehender Hügel, ganz ohne andere Erhebungen in der Nähe. Das Wort „Tor" wurde zuerst im Walisischen benutzt und beschreibt häufig einen Fels auf der Kuppe eines Hügels in der englischen Landschaft, aber „Tors" gibt es überall auf der Welt. Ursprünglich bedeutete das Wort „Burg", aber nicht im Sinne eines Gebäudes. Trotzdem ist der Glastonbury Tor ein Turm auf einem Hügel mit großer Bedeutung in der keltischen Mythologie und den Geschichten von König Artus. Es gibt dort auch die Ruine eines Klosters.

Glastonbury Tor soll das Herzchakra der Erde sein. Viele Jahre lang war der „Tor" das Zentrum von Ritualen druidischer Priesterinnen. Man glaubt, dass in Glastonbury zwei Leylinien zusammentreffen, nahe beim vermuteten Grab von König Artus und Guinevere. Wenn man an diesem Ort steht, soll man eine tiefe Liebe spüren. Manche Menschen glauben, dass Josef von Arimathäa, der den heiligen Gral hierher brachte, ebenfalls hier begraben liegt. Natürlich ist das ein Teil der Artussage.

Der Sonnengruß hilft dir jeden Morgen, den Tag mit einem offenen Herzen zu beginnen.

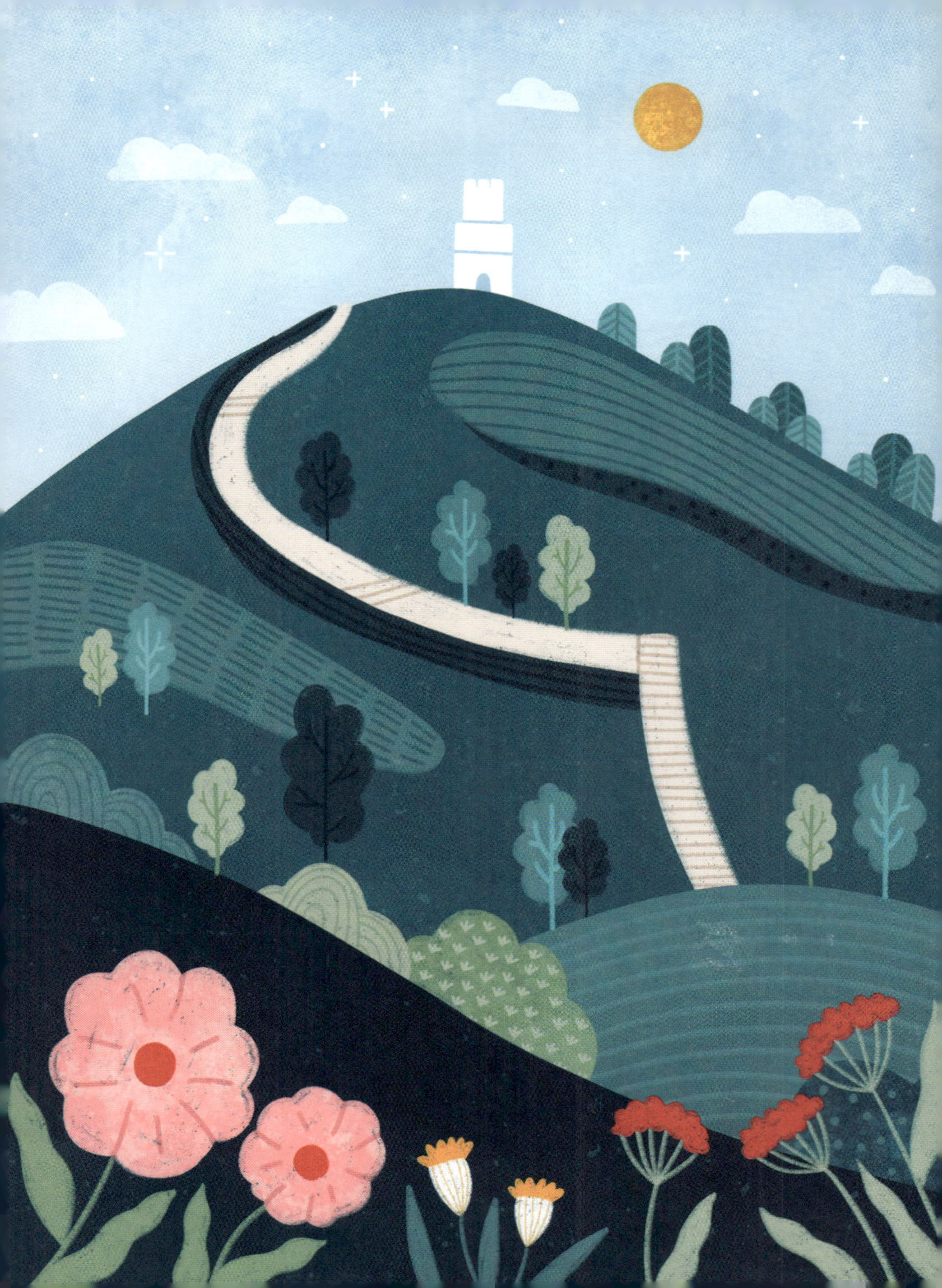

Sonnengruß

Es gibt drei Sonnengruß-Varianten im Ashtanga-Yoga und idealerweise übst du jede davon dreimal (A, A, A, B, B, B, C, C, C). Mit diesen Sequenzen hast du einen wunderbaren Übergang vom Schlafen zum Wachsein. Wenn du deine Yogamatte in der Nähe des Bettes behältst, kannst du ganz einfach starten, das Ganze dauert etwa 15 Minuten. Übe die ersten Sequenzen und Positionen nicht zu schnell, denn dein Körper braucht Zeit für die Dehnung.

Der Sonnengruß ist eine fließende Sequenz (Vinyasa); du bewegst dich von einer Position zur nächsten. Beginne am vorderen Ende der Yogamatte, denn im Flow bewegst du dich die Matte entlang nach hinten. Der Flow der Positionen verbindet den Atem mit der Bewegung. Lass dir Zeit. Es geht nicht darum, schnell fertig zu werden, sondern tief zu atmen und dich in die Positionen hinein zu entspannen. Am Anfang jeder Position steht „einatmen“ oder „ausatmen“; das heißt aber nicht, dass du zwischendurch die Luft anhalten sollst. Natürlich atmest du in den Positionen weiter.

Sonnengruß A

1. Beginne in der Berghaltung (Tadasana), die Arme sind locker an den Seiten, Füße hüftbreit auseinander, Kinn parallel zum Boden.
2. Atme ein, hebe die Arme über den Kopf, die Finger berühren sich.
3. Atme aus, tauche ab in die stehende Vorwärtsbeuge (Uttanasana), die Hände berühren den Boden. Nimm dir Blöcke zu Hilfe, wenn du nicht bis zum Boden kommst.
4. Atme ein und gehe in die halbe Vorwärtsbeuge (Ardha Uttanasana) mit geradem Rücken. Die Füße sind parallel auf dem Boden, die Hände auf den Schienbeinen oder auf Blöcken.

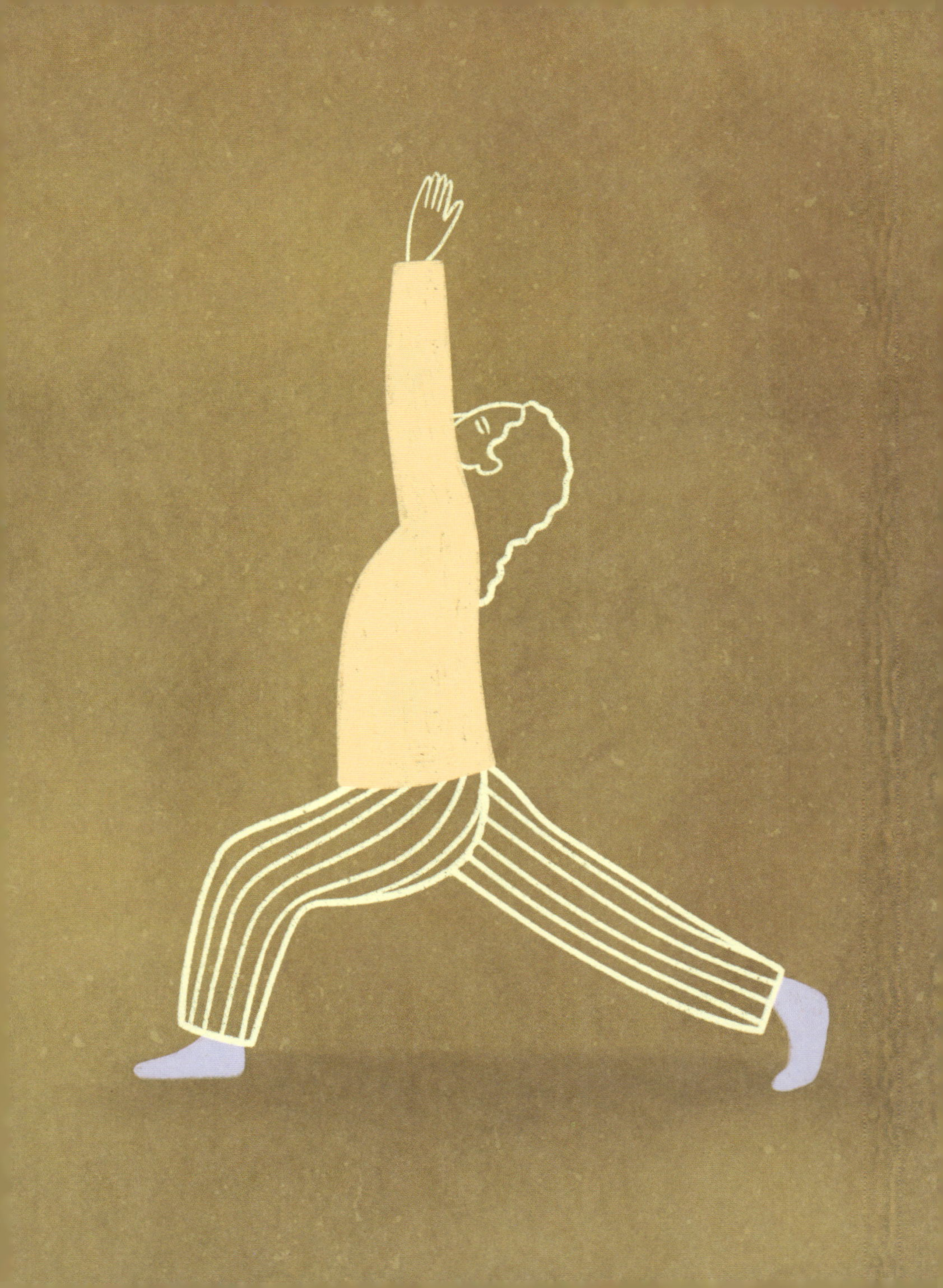

5. Atme aus und tritt zurück in die Planke, dann senke dich ab zum Boden in der Stockhaltung (Chaturanga). Die Handgelenke sind unter den Ellbogen und Schultern, die Wirbelsäule ist gerade. Du solltest dich auf den Fingern und Zehen kurz über dem Boden halten, aber das kann sehr schwierig sein. Komme sehr langsam auf den Boden, wie bei einem umgekehrten Push-up. Spanne die Bauchmuskeln an und lass Nacken und Rücken gerade.
6. Atme ein und komm in den heraufschauenden Hund (Urdhva Mukha Svanasana). Die Fußoberseiten bleiben auf dem Boden und du streckst die Arme. Versuche die Oberschenkel vom Boden zu lösen, wenn sich deine Brust hebt. Die Rückbeuge ist stärker als bei der Kobra, aber ähnlich.
7. Atme aus und komm in den herabschauenden Hund (Adho Mukha Svanasana). Stell die Zehen auf, strecke die Füße und hebe die Hüfte mit geradem Rücken nach oben wie bei einem umgekehrten V. Die Arme sind gestreckt. Blicke zwischen deine Füße und halte die Position fünf Atemzüge lang.
8. Jetzt kehrst du in die Ausgangsposition zurück. Atme ein und tritt vor in die halbe Vorwärtsbeuge (Ardha Uttanasana). Atme aus in die stehende Vorwärtsbeuge (Uttanasana). Atme ein und komm zurück in die Berghaltung (Tadasana).
9. Wiederhole die Sequenz noch zweimal.

Sonnengruß B

1. Du stehst vorne auf deiner Matte in der Berghaltung (Tadasana), die Arme sind locker an den Seiten, Füße hüftbreit auseinander, Kinn parallel zum Boden.

2. Atme ein, beuge die Knie und komme in die Stuhlposition (Utkatasana); sie sieht aus wie ein Squat, als ob du auf einem Stuhl sitzt. Strecke die Arme nach oben, spanne die Bauchmuskeln an. Der Rücken ist lang.

3. Atme aus, strecke die Beine und fließe in einer Bewegung langsam in die stehende Vorwärtsbeuge (Uttanasana). Bringe die Hände zum Boden oder auf Blöcke.

4. Atme ein, komme mit geradem Rücken in die halbe Vorwärtsbeuge (Ardha Uttanasana), Füße parallel, Finger auf den Schienbeinen oder auf Blöcken.

5. Atme aus und tritt zurück in die Planke, dann senke dich ab zum Boden in der Stockhaltung (Chaturanga Dandasana). Die Handgelenke sind unter den Ellbogen und Schultern, die Wirbelsäule ist gerade. Du solltest dich auf den Fingern und Zehen kurz über dem Boden halten, aber das kann sehr schwierig sein. Komm sehr langsam auf den Boden, wie bei einem umgekehrten Push-up. Spanne die Bauchmuskeln an und lasse Nacken und Rücken gerade.

6. Atme ein und komme in den heraufschauenden Hund (Urdhva Mukha Svanasana). Die Fußoberseiten bleiben auf dem Boden und du streckst die Arme. Versuche die Oberschenkel vom Boden zu heben, spanne die Bauchmuskeln an, ziehe die Schultern weg von den Ohren. Du dehnst deine Brust in einer leichten Rückbeuge.

7. Atme aus in den herabschauenden Hund (Adho Mukha Svanasana). Stelle, wenn möglich, die Füße flach auf den Boden (die Fersen dürfen sich etwas heben) und komme in ein umgekehrtes V. Halte hier für fünf Atemzüge, die Atemenergie vertieft die Position.

8. Atme ein und komme in den Krieger 1 (Virabhadrasana) auf der rechten Seite. Tritt mit dem rechten Fuß zwischen deine Hände und drehe den linken Fuß leicht nach außen. Die rechte Ferse sollte in einer Linie mit dem linken Fußrücken sein. Beuge dein rechtes Knie und richte den Oberkörper auf, öffne den Brustkorb zur Seite und strecke die Arme aus den Schultern nach oben.
9. Für die andere Seite fließe durch ein Vinyasa: ausatmen in die Stockhaltung (Chaturanga Dandasana), einatmen in den heraufschauenden Hund (Urdhva Mukha Svanasana) und ausatmen in den herabschauenden Hund (Adho Mukha Svanasana).
10. Atme ein und komm in den Krieger 1 (Virabhadrasana 1) auf der linken Seite. Der linke Fuß ist vorne, der rechte leicht schräg hinten. Die linke Ferse ist auf einer Linie mit dem rechten Fußrücken. Beuge dein linkes Knie und richte den Oberkörper auf, öffne den Brustkorb zur Seite und strecke die Arme aus den Schultern nach oben.
11. Atme aus und fließe erneut durch ein Vinyasa: ausatmen in die Stockhaltung (Chaturanga Dandasana), einatmen in den heraufschauenden Hund (Urdhva Mukha Svanasana) und ausatmen in den herabschauenden Hund (Adho Mukha Svanasana).
12. Um die Sequenz zu beenden, atme ein und tritt an den vorderen Rand der Matte, atme aus in die stehende Vorwärtsbeuge (Uttanasana).
13. Atme ein in die halbe Vorwärtsbeuge (Ardha Uttanasana). Atme aus und komme beim Einatmen zurück in die Stuhlposition (Utkatasana).
14. Atme ein und komm in die Berghaltung (Tadasana).
15. Wiederhole die Sequenz noch zweimal.

Sonnengruß C

1. Du stehst vorne auf deiner Matte in der Berghaltung (Tadasana), die Arme sind locker an den Seiten, Füße hüftbreit auseinander, Kinn parallel zum Boden.
2. Atme ein, beuge die Knie und komm in die Stuhlposition (Utkatasana); sie sieht aus wie ein Squat, so als ob du auf einem Stuhl sitzt. Strecke die Arme nach oben, spanne die Bauchmuskeln an. Der Rücken ist lang.
3. Atme aus, strecke die Beine und fließe in einer Bewegung langsam in die stehende Vorwärtsbeuge (Uttanasana). Bringe die Hände zum Boden oder auf Blöcke.
4. Atme ein, komme mit geradem Rücken in die halbe Vorwärtsbeuge (Ardha Uttanasana), Füße parallel, Finger auf den Schienbeinen oder auf Blöcken. Fließe zurück in die stehende Vorwärtsbeuge (Uttanasana).
5. Atme aus in die Halbmondposition (Anjanayasana) auf der rechten Seite. Tritt mit deinem linken Fuß zurück und lege das linke Knie auf dem Boden ab. Das rechte Knie ist gebeugt. Atme ein und hebe den Oberkörper, strecke die Arme nach oben, ziehe die Schultern weg von den Ohren. Du bist in einer leichten Rückbeuge.
6. Fließe zurück auf den Boden über Knie, Brust und Kinn: Komme in die Planke und senke ausatmend Knie, Brust und Kinn zum Boden ab. Lege den Körper komplett ab mit den Händen unter den Schultern.
7. Atme ein und komme in die Kobra (Bhujangasana). Strecke die Arme leicht (aber nicht ganz durchstrecken) und drücke Hüften und Oberschenkel sanft in den Boden. So schaffst du Länge vom Kopf bis zu den Zehen; ziehe die Schultern weg von den Ohren.

8. Atme aus in den herabschauenden Hund (Adho Mukha Svanasana), das umgekehrte V.
9. Jetzt fließt du in die Halbmondposition (Anjanayasana) auf der linken Seite. Tritt mit deinem rechten Fuß zurück und lege das rechte Knie auf dem Boden ab. Das linke Knie ist gebeugt. Atme ein und hebe den Oberkörper, strecke die Arme nach oben, ziehe die Schultern weg von den Ohren. Du bist in einer leichten Rückbeuge.
10. Fließe zurück auf den Boden über Knie, Brust und Kinn: Komm in die Planke und senke ausatmend Knie, Brust und Kinn zum Boden ab. Lege den Körper komplett ab mit den Händen unter den Schultern.
11. Atme ein und komm in die Kobra (Bhujangasana). Strecke die Arme leicht (aber nicht ganz durchstrecken) und drücke Hüften und Oberschenkel sanft in den Boden. So schaffst du Länge vom Kopf bis zu den Zehen; die Schultern ziehen von den Ohren weg.
12. Atme aus in den herabschauenden Hund (Adho Mukha Svanasana), das umgekehrte V.
13. Kehre zurück in die Ausgangsposition. Tritt einatmend an den Anfang der Matte und atme aus in die stehende Vorwärtsbeuge (Uttanasana).
14. Atme ein und komm in die halbe Vorwärtsbeuge (Ardha Uttanasana). Atme aus und tauche ab in die stehende Vorwärtsbeuge (Uttanasana).
15. Atme ein und komm zurück in die Berghaltung (Tadasana).
16. Wiederhole diese Sequenz noch zweimal.

Ölberg, Berg Sinai und die Cheops-Pyramide, Mittlerer Osten – Vishuddha

Der Bereich, in dem der Ölberg, der Berg Sinai und die Cheops-Pyramide liegen, wird mit dem Hals-Chakra assoziiert. Wenn es geöffnet ist, sorgt es für Ausdruck und kommuniziert deine Wahrheit. Der Ölberg befindet sich nahe Jerusalem, während der Berg Sinai und die Cheops-Pyramide in Ägypten sind. Verbindet man diese drei Orte durch gerade Linien, bildet sich ein Dreieck.

Der Ölberg, eine Erhebung am Rande des alten Jerusalems, ist bedeutend für das Juden- und Christentum. Es gibt dort keine Olivenbäume mehr und seit Generationen streitet man darum, ob der Hügel zu Jordanien oder zu Israel gehört. Menschen aller Religionen besuchen diesen schönen Ort, von dem aus man den Tempelberg, das Tal von Hinnom und die Wüste sehen kann. Es gibt dort eine russisch-orthodoxe Kirche, eine lutherische Kirche und andere religiöse Stätten sowie einen jüdischen Friedhof, der seit Beginn der jüdischen Geschichte genutzt wurde. Leider wurden große Teile davon in verschiedenen Kriegen zerstört.

Der Berg Sinai auf der Sinai-Halbinsel in Ägypten ist einer der Orte, von denen Gelehrte glauben, dass dort Moses die zehn Gebote erhalten haben könnte. Wie die anderen Chakra-Orte besteht er aus Granit und Feldspat, vermutlich aufgrund von vulkanischer Tätigkeit vor sehr langer Zeit. Er ist fast 2400 m hoch. Der Berg Sinai ist sowohl im Judentum als auch im Christentum und im Islam wichtig, denn in allen drei Religionen gilt Moses als Prophet. Bedeutende historische Ereignisse in diesen drei Religionen – nicht nur im Zusammenhang mit Moses – fanden am oder in der Nähe des Bergs Sinai statt. Dort steht auch das Katharinenkloster, das am längsten bewohnte christliche Kloster. Archäolog:innen entdeckten dort in der Bibliothek antike biblische Manuskripte.

Schließlich umfasst dieses Chakra auch Gizeh, die drittgrößte Stadt in Ägypten und Standort der Cheops-Pyramide, kleinerer Pyramiden und der Sphinx. Gizeh liegt am Westufer des Nils und ist ein Vorort von Kairo. Die Sphinx gilt als Wächterin von Tempeln und Grabstätten und steht für Rätsel in der antiken Mythologie.

Fisch-Position

Yogi:nis praktizieren die Fisch-Position (Matsayasana), um die Vorderseite des Halses zu öffnen. Diese Haltung kann sehr schwierig sein, deshalb kannst du dir eine Decke unter den Nacken und Kopf legen oder im Sitzen üben, ohne den Kopf anzulehnen. Das Ziel ist, den Kopf so zu heben, dass dein Hals und deine Kehle sich öffnen.

1. In Rückenlage stellst du die Füße auf, die Arme liegen an den Seiten, die Handflächen zeigen nach unten.
2. Hebe die Hüften an und stütze den unteren Rücken mit den Handflächen.
3. Atme ein und beuge die Ellbogen, lege dabei die Kopfkrone auf dem Boden ab; hebe den Brustkorb. Die Halsvorderseite sollte sich geöffnet anfühlen, der Oberkörper ruht auf den Armen und Schultern.
4. Halte diese Position fünf Atemzüge lang.
5. Um sie aufzulösen, lege dich sanft wieder flach auf dem Boden ab.

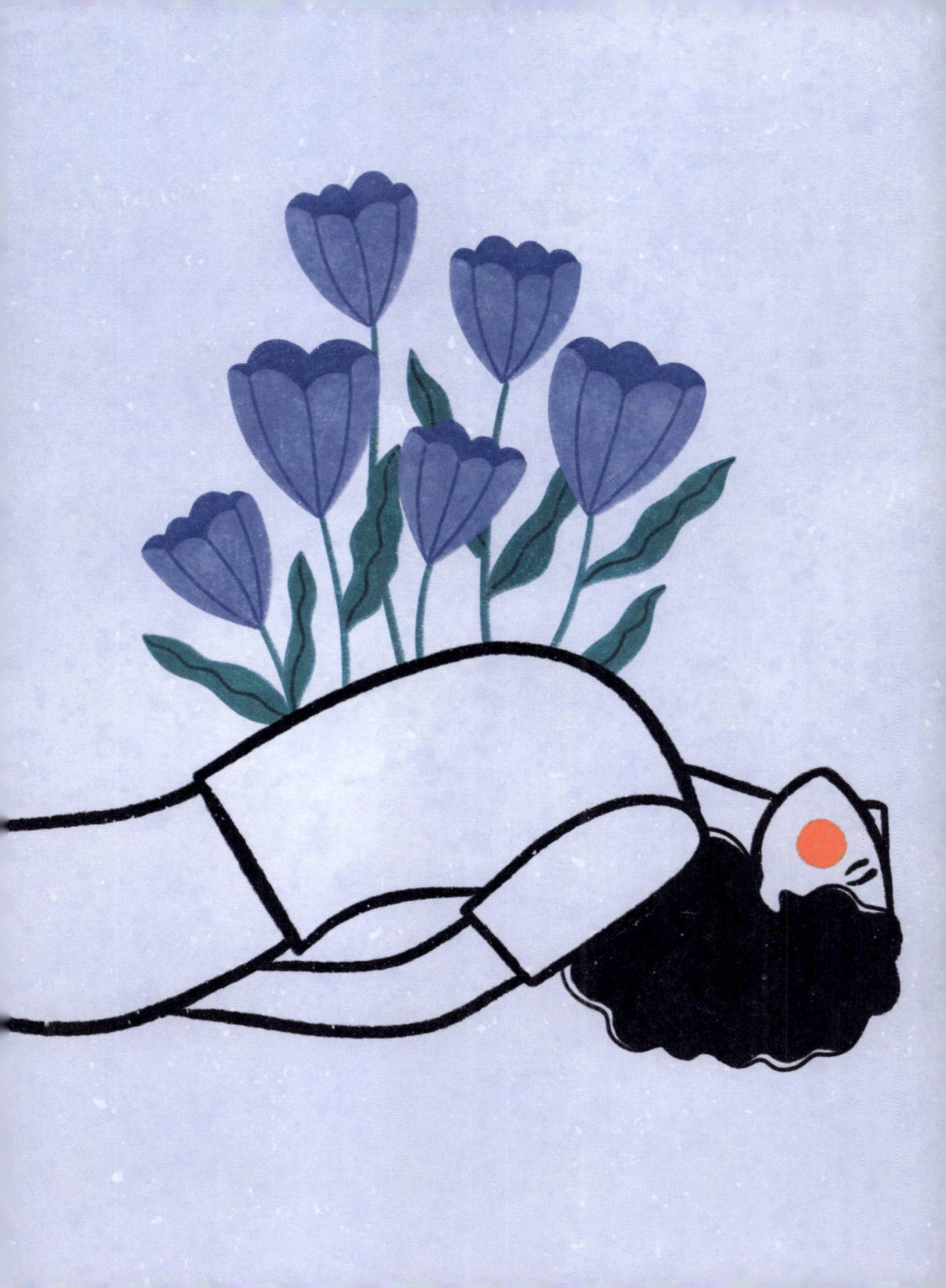

Das dritte Auge, kein fester Ort – Ajna

Intuition, sechster Sinn ... egal wie du es nennst: Dein drittes Auge hat einerseits einen physischen Ort, andererseits aber auch nicht. Physisch befindet es sich etwas höher zwischen deinen Augen. Dieses dritte Auge kann nicht „sehen", aber die Welt auf einer tieferen, bedeutungsvolleren Ebene fühlen und verstehen.

Das dritte Auge ist tatsächlich elektromagnetisch. Es gibt in der Forschung die Theorie, dass ein Grund dafür, dass Tiere unter anderem schon deshalb frühzeitig auf Erdbeben und andere Naturphänomene reagieren, weil sie Störungen im elektromagnetischen Feld wahrnehmen. Ihr „Magnet" liegt dort, wo das dritte Auge ist.

Auf der Erde verändert das Chakra des dritten Auges seine Position abhängig vom geografischen Alter. Das Chakra des dritten Auges steht für die Verbindung zu dir selbst, zu anderen und zur Natur.

Haltung des Kindes

Die Kindhaltung (Balasana) unterstützt das Chakra des dritten Auges und beruhigt, weil das dritte Auge auf dem Boden ruht. Dieser Punkt stimuliert den Vagusnerv, der für Entspannung sorgt.

1. Starte im Vierfüßlerstand, Bauchmuskeln angespannt, das Gewicht gleichmäßig zwischen Armen und Unterschenkeln verteilt.
2. Atme aus, öffne die Knie und setze dich nach hinten; der Oberkörper sinkt auf den Boden. Strecke die Arme aus, die großen Zehen berühren sich.
3. Gehe mit dem Oberkörper zum Boden, entspanne die Schultern, den Kiefer, die Augen und lege die Stirn auf den Boden ab. Du kannst auch ein Handtuch oder einen Block unter die Stirn legen.
4. Atme weiter langsam ein und aus.
5. Löse die Position sanft wieder auf.

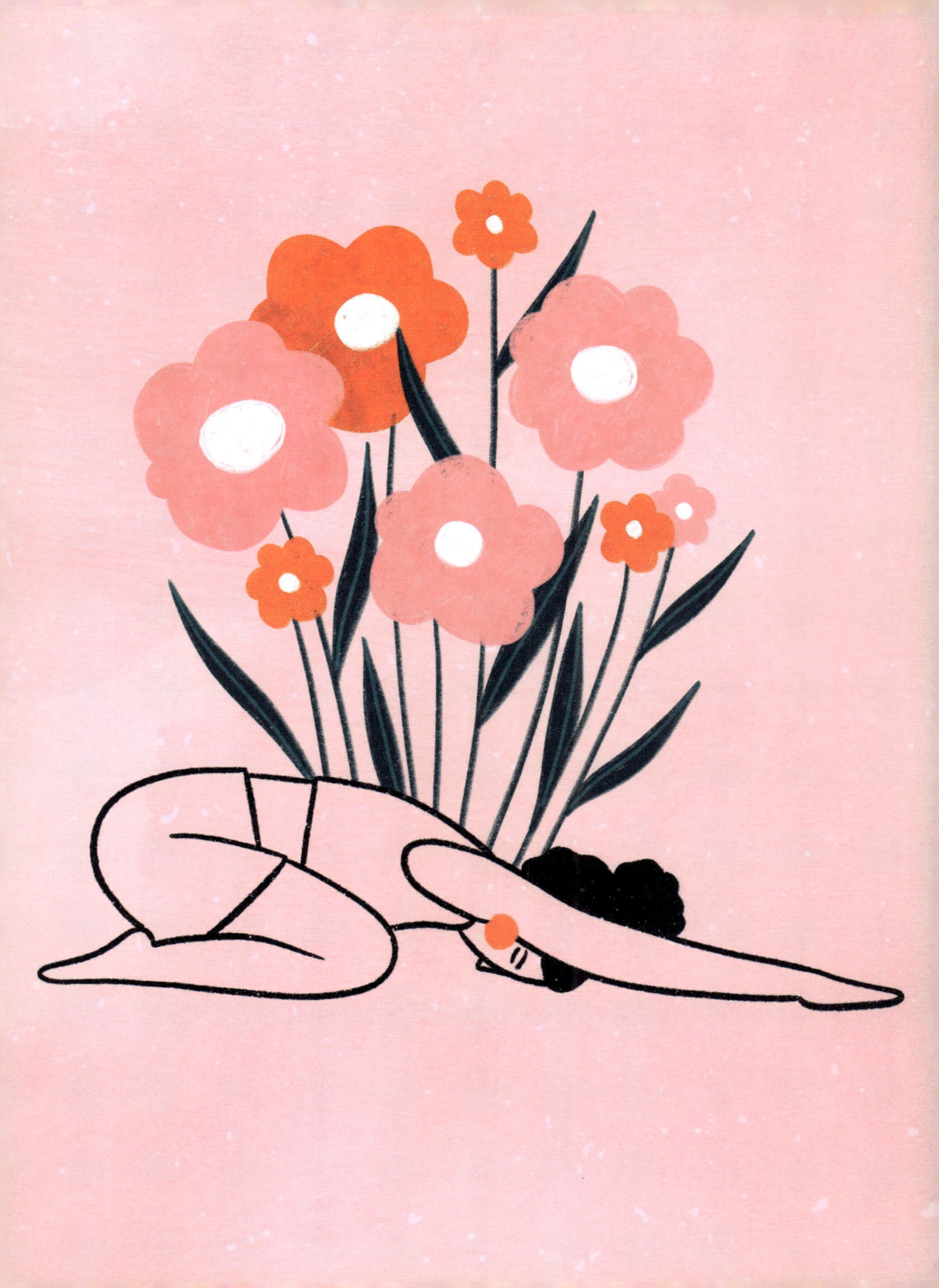

Berg Kailash, Tibet – Sahasrara

Der Berg Kailash liegt in Tibet auf dem Dach der Welt und ist mit fast 6700 m Höhe einer der höchsten Berge im Himalaya. Er repräsentiert das Kronenchakra, das sich oben auf deinem Kopf und darüber befindet und deinen Körper mit dem Göttlichen und dem Universum verbindet. Wenn dieses letzte Chakra ausgeglichen ist, kannst du dein Ego loslassen.

Savasana

Um dieses letzte Chakra zu stimulieren, kannst du die Totenhaltung (Savasana) praktizieren. Yoga wurde ursprünglich zur Vorbereitung auf die Meditation entwickelt, damit Übende ihre überschüssige Energie loswerden, um dann still sitzen zu können. In der Stille verbinden wir uns vollständig mit der Welt außerhalb unseres Körpers. Es ist nicht überraschend, dass es manchen Menschen schwerfällt, Körper und Geist zu beruhigen, und dass Savasana als sehr herausfordernd betrachtet wird. Da du dich nicht bewegst, wird dir vielleicht kühler als während deiner übrigen Yoga-Praxis; zieh dir also gerne Socken an und deck dich zu. Du atmest ruhig in dieser Position, ohne den Atem mit einer Bewegung zu verbinden.

1. In Rückenlage lässt du die Beine sanft auseinander fallen. Die Arme liegen an deinen Seiten, leicht vom Körper entfernt.
2. Entspanne den Körper in den Boden hinein und schließe die Augen. Atme ruhig und langsam. Bleib fünf oder zehn Minuten so liegen (vielleicht stellst du einen Timer). Wenn du einschläfst – kein Problem.
3. Um aus der Position zu kommen, öffne die Augen, wackle mit den Fingern und Zehen und strecke die Arme. Rolle dich über die rechte Seite zu einer sitzenden Position hoch.
4. Bewege den Kopf von links nach rechts, rolle die Schultern und strecke deinen Körper sanft.

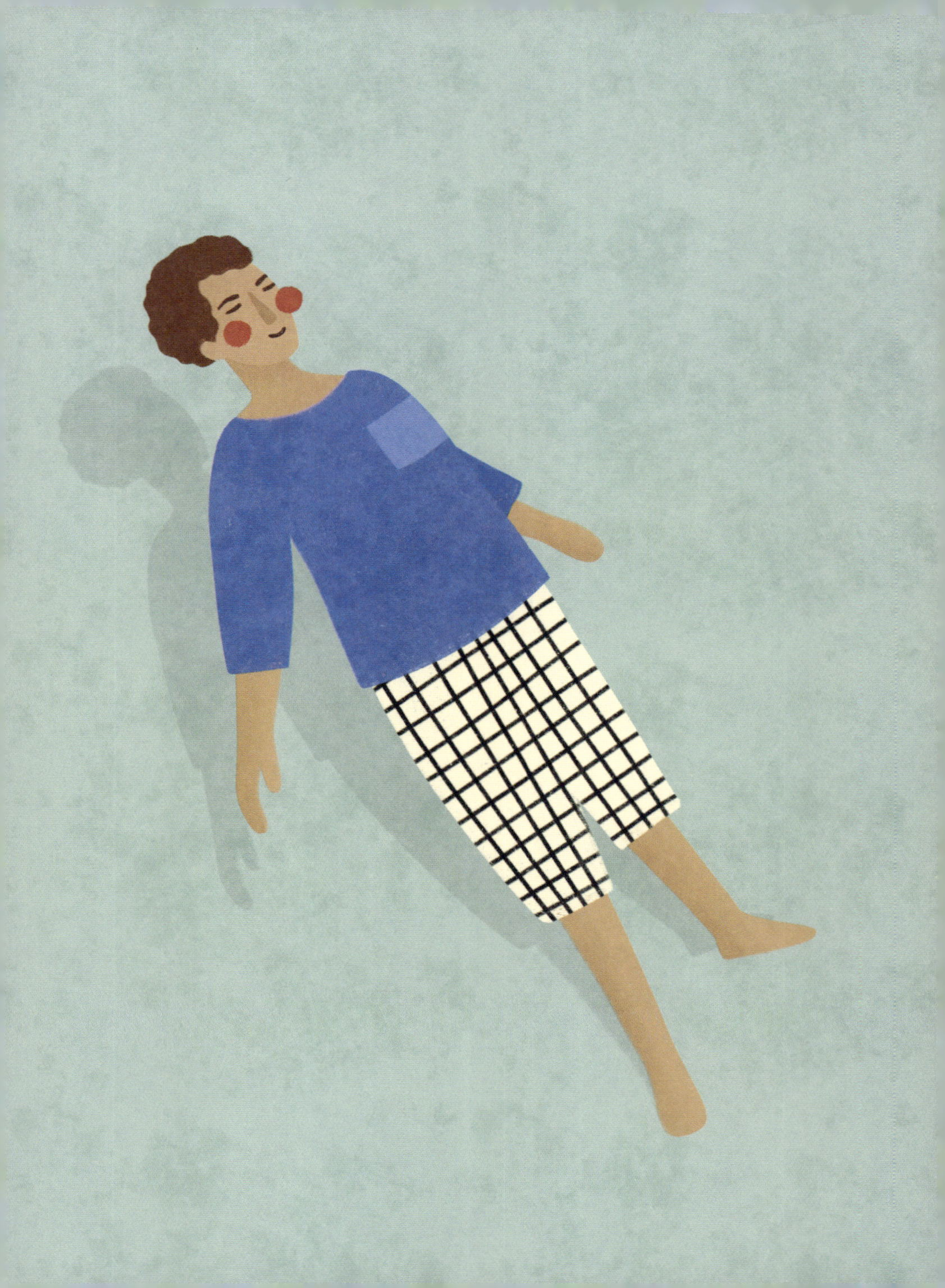

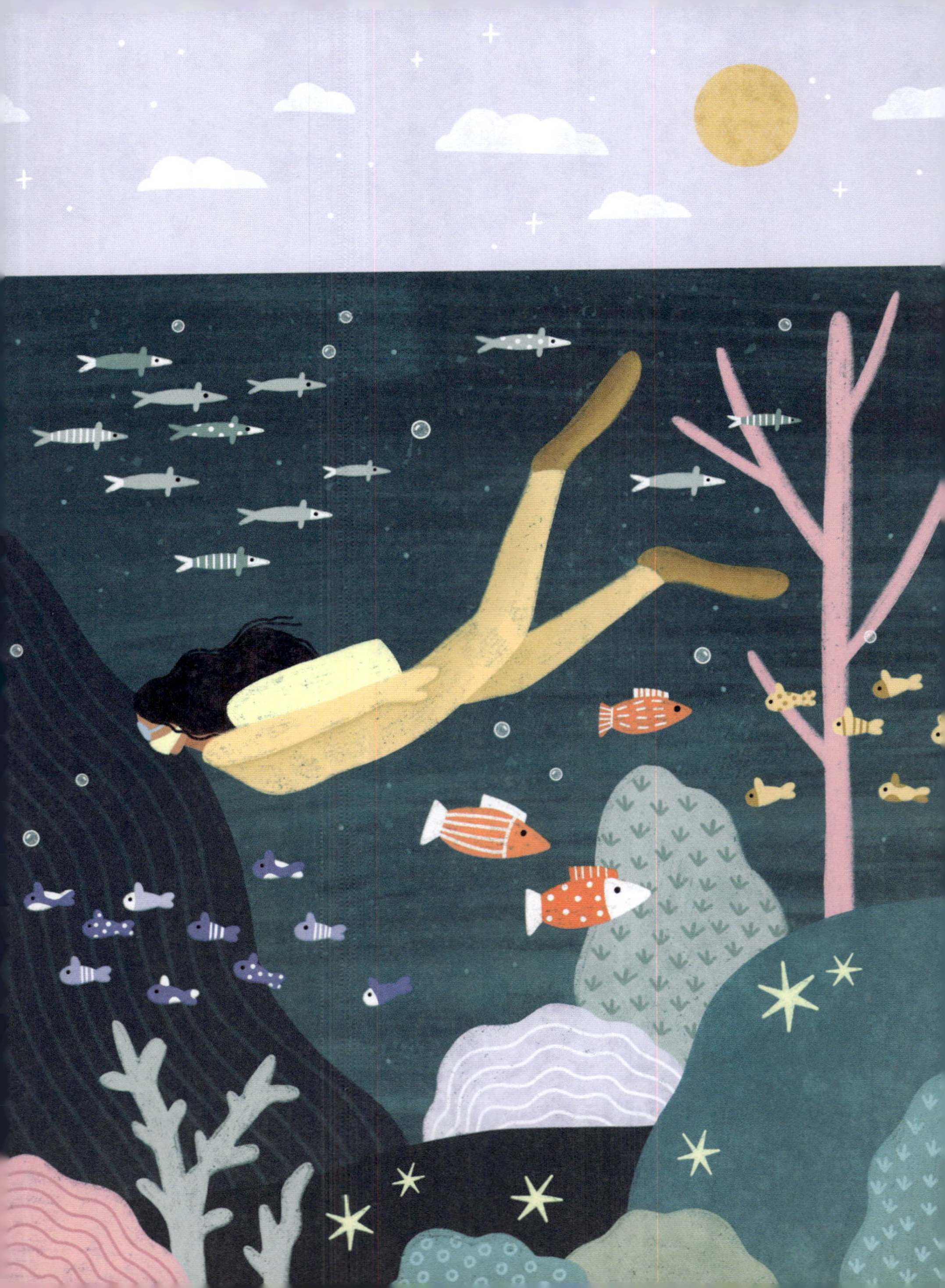

GROUNDING-ORTE IN DER GANZEN WELT

Du musst nicht zu den sieben Chakren der Erde reisen, um die Vorteile des Groundings zu spüren und deine Chakren ins Gleichgewicht zu bringen. Viele Orte auf der Welt ziehen die Menschen seit Jahrhunderten wegen ihrer heilenden und erdenden Kräfte magisch an.

Sedona, Arizona

Fangen wir an mit den Naturschauplätzen, die Sedona einzigartig auf der Erde machen. Erstens: der Dark Sky Park. Weil kein künstliches Licht diesen fantastischen Anblick stört, kann man unfassbar viele Sterne sehen. Zweitens gibt es in der Stadt Energiezentren, nämlich elektromagnetische Energiewirbel, die Menschen nur fühlen, aber nicht sehen können. Drittens sieht die Landschaft aus roten Felsen und immergrünen Pflanzen magisch aus und fühlt sich auch so an. Das Zusammenspiel aus Wüste und Wald wirkt sofort beruhigend auf Besucherinnen und Besucher.

Über Jahrtausende und Jahrmillionen hinweg haben sich Flüsse in Felsen und Land gegraben und so geologisch für die Entstehung der Canyons gesorgt. Sedona liegt am südlichen Ende eines Canyons am Fuße hoher Felsen, die die Gebäude umgeben. Es liegt zwei Stunden vom Grand Canyon entfernt und ist umgeben von eigenen schönen Canyons. Leider ist es überall sehr voll und man benötigt eine Genehmigung für manche Orte oder kann nicht am Startpunkt der Wanderwege parken, damit nicht zu viel Verkehr entsteht. Aber all dies dient dem Naturschutz.

Sedona ist so unfassbar schön, weil es dort nicht nur aussieht wie in einer Wüste, sondern weil es in der Landschaft auch Stellen wie den Oak Creek Canyon gibt, mit vielen Bäumen und viel Wasser. Es ist ein Ort voller landschaftlicher Gegensätze. Die orange-rote Farbe der Felsformationen soll die Kreativität stimulieren und Menschen, die Ruhe und Schönheit suchen, ein

Gefühl des Friedens vermitteln. Bei Sonnenauf- und -untergang glüht der rote Sandstein leuchtend orange. Die Landschaft um Sedona entspricht dem Vegetationstyp Chapparal, mit immergrünen Sträuchern, kleinen Bäumen und einem milden, mediterranen Klima.

In und um Sedona herum gibt es viele berühmte Sandsteinformationen, z. B. Wilson Mountain, Bell Rock und Capitol Butte, und – magische Wasserquellen, wie die Seven Sacred Pools. Natürlich kann man religiöse Erfahrungen nicht wissenschaftlich quantifizieren, aber aufgrund der Schönheit und der Energiezentren, mit deren Messung gerade erst begonnen wird, glauben Sedonas Einwohner:innen und viele Besucher:innen, dass man sich an diesem Ort erden oder transformative Momente erfahren kann, die eine Verbindung mit dem eigenen Platz auf der Erde herstellen.

Obwohl ganz Sedona als Energiezentrum gilt, gibt es spezielle Orte, an denen die Energie besonders zu vibrieren scheint. Natürlich entspricht dieses metaphysische Empfinden auch der Schönheit des Ortes. Ebenso wie einige der anderen bekannten Hügel, Felsen und Canyons strahlen Airport Mesa und der Cathedral Canyon ihre eigene besondere Energie aus.

Ohne spezielle Reihenfolge ist das erste besondere Energiezentrum der Bell Rock. Man kann tatsächlich hinaufsteigen, aber es ist keine angenehme Wanderung. Die Erhebung ist auch bei Mountainbiker:innen beliebt. Da es keinen offiziellen Weg auf die 122 m Höhe hinauf gibt, muss man (mit Händen und Füßen) klettern, wird aber mit einer unglaublichen Aussicht auf die anderen Felsen des Canyons belohnt. Zur Spitze geht es fast senkrecht hinauf. Man kann aber auch einfach um den Bell Rock herumwandern.

Zweitens gibt es nicht weit vom Stadtzentrum entfernt Airport Mesa. Der Aufstieg ist 4,8 km lang, man kann aber auch nahe dem Gipfel parken und hinunterklettern.

Drittens, Cathedral Rock: Hier geht es 3,2 km steil bergauf. Es gibt dort einen bestimmten Ort, der ein eigenes Energiezentrum sein soll. Ein Wanderweg ist zwar vorhanden, aber für einen richtigen Aufstieg brauchst du Erfahrung.

Schließlich lohnt sich noch ein Besuch des Boynton Canyon. Es gibt dort berühmte Höhlen und Wege, auf denen man durch die roten Felsen wandern kann. Das Energiezentrum dort heißt Kachina Woman.

Nicht jede:r macht die gleichen Erfahrungen mit diesen Energiezentren. Manche Menschen spüren zur Erde gerichtete Energiewirbel, während andere sich belebt, inspiriert, kreativ und glücklich fühlen.

Damit Sedonas magische Landschaft voll zur Wirkung kommt, ist die Stadt seit 2014 eine zertifizierte internationale Dark Sky Community. Geschäfte und Einwohner:innen müssen sich an bestimmmte Vorgaben einhalten, damit kein künstliches Licht den Anblick des Sternenhimmels beeinträchtigt.

Sedona und seine Menschen sind tief mit der Landschaft verbunden und respektieren diese und den Himmel. Wenn du noch nie einen Sternenhimmel gesehen hast, ist es schwer zu erklären, was du verpasst, denn Lichtverschmutzung stört den Nachthimmel.

Manche beschreiben das Gefühl beim Besuch von Sedona als magisch, aber das kann auch an der beeindruckenden weiten Naturlandschaft liegen.

Um Sedona voll und ganz zu erfahren, sei dort möglichst leise. Du kannst dich natürlich trotzdem mit Freunden und Familie austauschen, solltest aber offen und empfänglich für die Energie der Erde sein. Konversation kann diese Empfänglichkeit stören. Auch wenn viele YouTube-Videos von „Expert:innen“ beschreiben, was du fühlen solltest: Es geht darum, dich wirklich mit der Erde zu verbinden. Sei also still und erfahre die Welt mit deinen Sinnen.

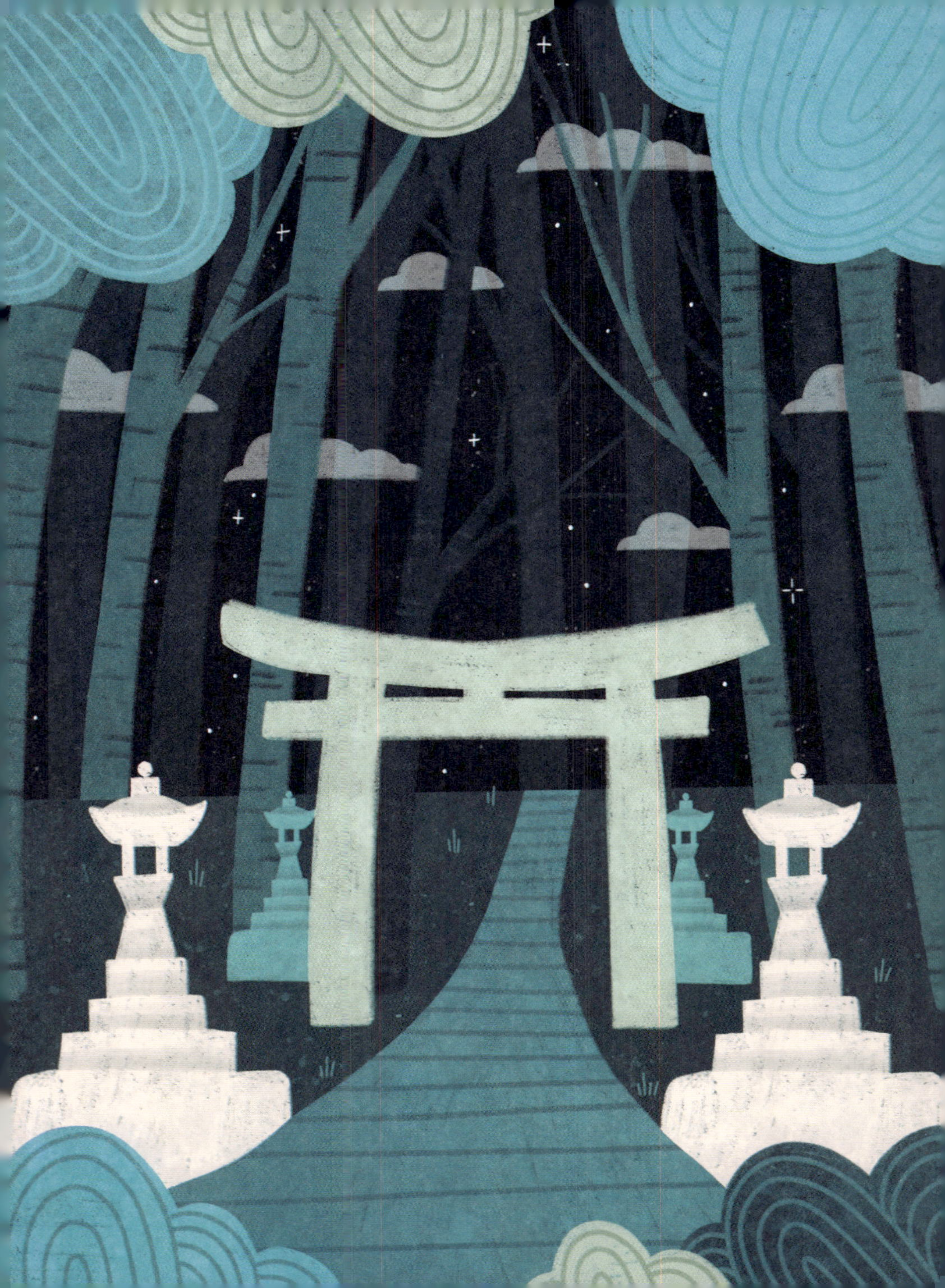

Japanische Wälder

In den 1980er Jahren begannen japanische Wissenschaftler:innen und Ärzt:innen eine gängige Praktik von Menschen zu untersuchen, die in oder in der Nähe von Wäldern leben: Shinrin-yoku oder „Waldbaden". Wenn wir im Wald sind, verbindet uns nicht nur der Boden mit der Erde; es sind auch die Bäume, die frische Luft, die Geräusche der Natur und die Stille, die uns beruhigen und die Gesundheit verbessern. Die Öko- oder Naturtherapie dient dazu, die physische und psychische Gesundheit durch den Aufenthalt in der Natur zu verbessern. Forschungsergebnisse zeigen, dass schon zwei Stunden pro Woche – die nicht am Stück sein müssen – sich positiv auswirken; man kann auch täglich spazieren gehen.

In Japan gibt es zahlreiche sogenannte „Waldtherapiestraßen" – Wanderwege, die wissenschaftlich bewertet wurden und sowohl physiologisch als auch psychologisch wohltuend sind. Auf Waldtheraphiestraßen kann man entspannt zwischen leichten Hügeln auf breiten Wegen spazieren gehen, denn Waldbaden soll kein Wandern oder angestrengtes Gehen sein.

Zu Japans großen Wäldern gehört der Aokigahara, von dem aus man den Berg Fuji sehen kann. Der Akasawa Natural Recreational Forest ist ein Nadelwald. Ein weiterer magischer Ort ist der Bambuswald in Kyoto. Vielleicht möchtest du auch die Shirakami-Berge besuchen, eine Weltnaturerbestätte. Auf der Halbinsel Kii gibt es den Yoshino-Kumano-Nationalpark mit einem japanischen Buchenwald. Abschließend sei noch der Yakushima-Nationalpark genannt, ein einzigartiges Ökosystem, in dem 1900 Pflanzenarten und -unterarten und 150 Vogelarten leben. Es gibt dort einen Urwald aus Yakusugi – Japanischen Zedern –, die über tausend Jahre alt sind.

WALDBADEN

Auch wenn es okay ist, für den Notfallein Handy in der Tasche zu haben, solltest du es im Wald ausschalten und wegstecken. Versuche zu gehen, ohne zu sprechen, auch wenn du nicht allein bist.

Verlass dich auf deine Sinne. Tasten: Berühre sanft die Bäume. Riechen: Atme ihren Duft ein. Hören: Lausche dem Wind und den Tieren. Sehen: Betrachte die Blätter und die Erde genau. Schmecken wirst du wahrscheinlich nichts, aber falls es regnet, öffne den Mund und fang ein paar Tropfen ein!

Black Hills, South Dakota

Über die unglückselige politische und wirtschaftliche Geschichte der Black Hills könnte man ein eigenes Buch schreiben (wie bei vielen anderen Orten, die besonders gut für das Grounding sind), aber du kannst diese Gegend im Norden der USA trotzdem besuchen und dich in der Landschaft erden anstatt in der Geschichte von Gier und Rassismus (Mount Rushmore wurde tatsächlich auf einer heiligen Stätte der Sioux errichtet und die Köpfe wurden von einem Mitglied des Ku-Klux-Klans hineingemeißelt).

Die Black Hills waren schon immer eine wunderschöne Landschaft, lange bevor sie von Goldsuchenden überrannt wurden. Wie an vielen anderen Orten der Welt bestehen die Hügel aus Mineralien wie Quarz, Kupfer, Silber, Blei, Glimmer und Feldspat. Bevor in den Black Hills Minen angelegt wurden, unterzeichnete die amerikanische Bundesregierung im Jahr 1868 einen Vertrag, der die Gegend der Great Sioux Reservation zuordnete. Aber als dort Gold gefunden wurde, raubten die Amerikaner:innen das Land 1877 erneut. Darüber gibt es immer noch einen Rechtsstreit zwischen der US-Regierung und den Sioux.

In der Gegend gibt es viele Spazier- und Wanderwege, von sanften Hügeln bis zu intensiven Klettersteigen. Viele davon sind im Custer State Park, der unglücklicherweise nach dem General benannt wurde, der dort seine rassistisch motivierte „letzte Schlacht“ schlug. Ausgangspunkt der historischen Ereignisse ist jedoch die Erde und für unsere Zwecke beginnt und endet die Geschichte mit dem Land. Nach Aussage des U.S. Forest Service sehen die Black Hills immer noch ungefähr so aus wie vor 40 Mio. Jahren und sind ein wundervoller Ort, um sich mit einer Meditation im Gehen zu erden.

MEDITATION IM GEHEN

Diese Meditation erfordert Achtsamkeit für alles um dich herum: Erkenne an, wenn du etwas außerhalb deines Körpers wahrnimmst.

Finde einen Startpunkt. Blicke in eine Richtung und nimm alles wahr, was du siehst, indem du es benennst, z. B.: „Ich sehe Bäume. Ich sehe einen Berg. Ich sehe den Himmel.“ Sei so genau wie möglich und drehe dich um 90 Grad, wenn du fertig bist. Führe diese Übung insgesamt viermal in vier verschiedene Richtungen durch.

Jetzt gehst du los und „sprichst“ weiter mit dir (das kann auch im Stillen sein). Nimm nicht nur wahr, was du siehst, sondern auch, wie sich deine Füße bei jedem Schritt anfühlen. Wenn dir alle Eindrücke zu viel werden, bleib stehen und atme ein paarmal tief ein und aus. Bewerte dich und das, was du siehst, nicht. Wenn es doch passiert, bleib still stehen und nimm alles wahr – ohne Urteil oder Kommentar.

Irgendwann fühlst du dich so geerdet, dass du dich selbst vergisst und eins wirst mit der Landschaft. Vergleiche dieses Gehen mit deinem normalen Gehen, bei dem du dich vielleicht in deinen Gedanken verlierst und deine Umgebung gar nicht richtig wahrnimmst.

Wenn du so weit bist, finde einen Endpunkt und wiederhole das Anfangsritual, indem du dich in alle vier Richtungen drehst und alles um dich herum wahrnimmst.

Diese Art von Achtsamkeit hilft dir, dich vom üblichen „*Multitasking*“ zu lösen. Nach einem Artikel im *Journal of Experimental Psychology: Human Perception and Performance* ist Multitasking weniger effizient, als sich auf eine Aktivität zu konzentrieren. Es gibt aber eine Ausnahme: Vielleicht bist du auch am kreativsten, wenn du wanderst, duschst oder z. B. Geschirr spülst. Warum ist das so? Gemäß einem Artikel in *Psychology of Aesthetics, Creativity, and the Arts* sind wir am kreativsten, wenn wir unserem Geist freien Lauf lassen.

Sei also nicht überrascht, wenn du plötzlich eine unerwartete Idee hast oder dir die Lösung zu einem Problem einfällt, während du dich auf die Landschaft konzentrierst und dein Geist Sorgen und Grübeleien loslässt. Nimm Stift und Notizbuch mit und schreib die Idee auf! Verurteile dich nicht dafür, dass du nachgedacht und die Umgebung nicht wahrgenommen hast, denn das ist der Nutzen einer Meditation im Gehen.

Bath, England

Bath ist eine UNESCO-Welterbestätte und ist nach seinem Wasser benannt. Es ist einer der großen Kurorte mit heißen Quellen; öffentliche Bäder wurden bereits im Jahr 70 n. Chr. errichtet. Über viele Jahrhunderte glaubte man an die heilende Kraft dieses Wassers. Man kann immer noch in die römischen Bäder eintauchen. Das warme, mineralreiche Wasser kommt tief aus dem Untergrund und die Bäder füllen sich jeden Tag mit über einer Million Litern dampfenden Thermalwassers. Die Thermalbäder sind öffentlich und man trägt dort Badebekleidung. Wer allein baden will, geht in eines der Hotels und Resorts, die private Baderäume anbieten.

BÄDER

Schon lange weiß man um die heilenden Kräfte eines ausgiebigen Bades. Noch besser wird es mit gedämpftem Licht, Kerzen, leiser Musik und Aromatherapie. Ein Kräutersäckchen mit Lavendel,

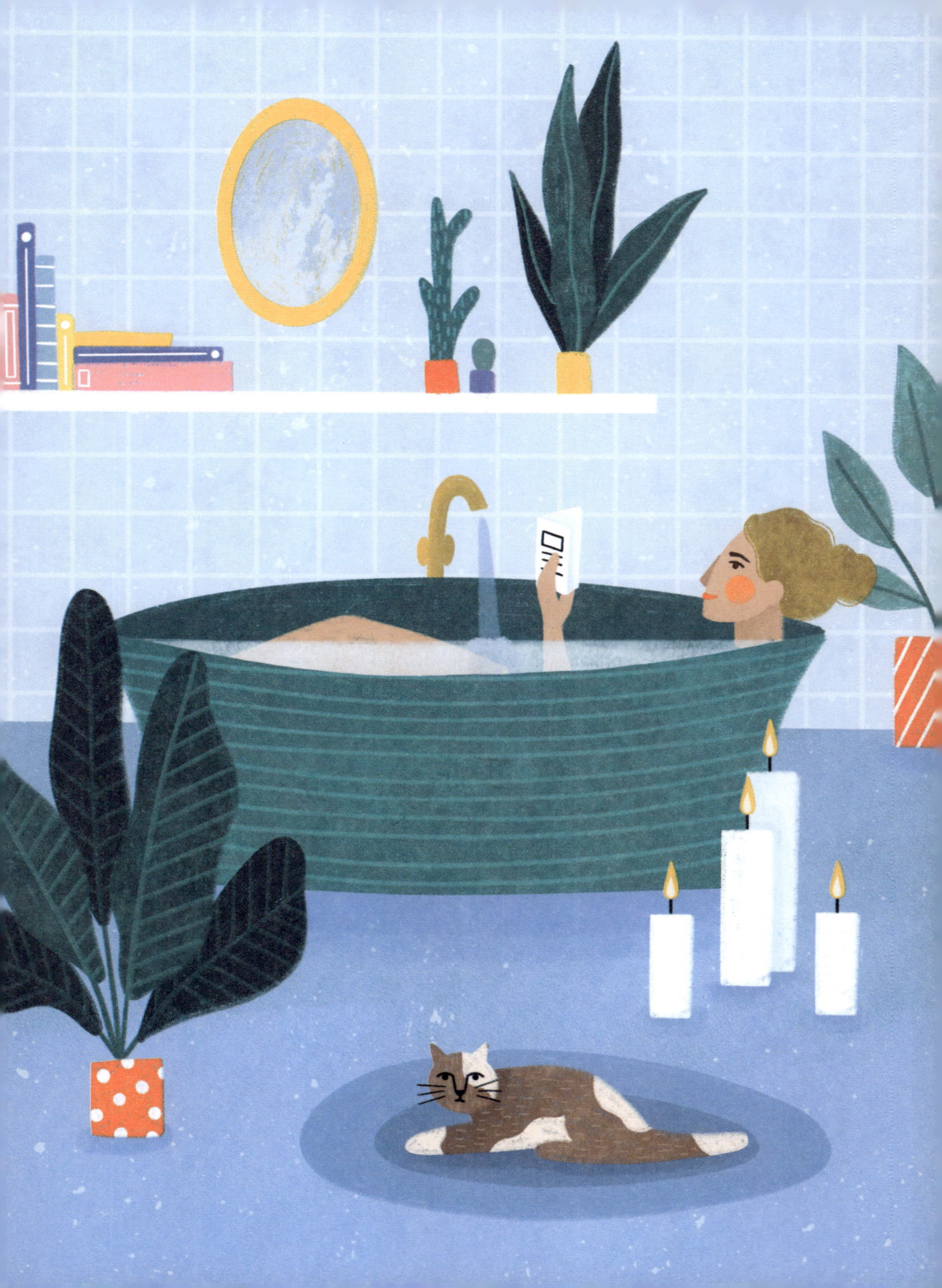

Rosenblüten und Kamille im Wasser beruhigt Haut und Nervensystem. Du solltest nicht zu lange baden – eine Viertelstunde ist ideal -, sonst trocknet das heiße Wasser die Haut aus. Der perfekte Abschluss dieser Grounding-Erfahrung ist ein kuscheliger Bademantel und eine feuchtigkeitsspendende, beruhigende Bodylotion.

Bärensee, Rumänien

Es gibt viele Salzwasserseen auf der Welt – in Utah, Israel/Jordanien und Rumänien. In diesen Seen kann man ohne Anstrengung im Wasser treiben. Einige von ihnen sind so salzhaltig, dass sie als „tot“ bezeichnet werden, wie z. B. das Tote Meer, denn aufgrund des hohen Salzgehalts existiert in ihnen nahezu kein Leben.

Dennoch ist Salzwasser gut für Menschen, nach Aussage des National Ingredients Resource Centers insbesondere zur Schmerzreduktion und Linderung von Symptomen bei Autoimmunerkrankungen. Salzbäder helfen bei Efeuvergiftungen und unterstützen die Wundheilung. Außerdem stellt natürliches Mineralsalz das mineralische Gleichgewicht der Haut wieder her.

Einer der rumänischen Salzwasserseen, der Bärensee, unterliegt einem heliothermischen Phänomen (Sonne plus Wärme), durch das sich der See auf 35 °C erwärmt. Der See ist deshalb so interessant, weil er aus zwei Bächen mit Süßwasser gespeist wird, das eine sehr dünne Schicht auf dem Salzwasser bildet. Die Sonne erhitzt durch das Süßwasser hindurch das Salzwasser darunter, während das Süßwasser das Salzwasser gleichzeitig isoliert, so dass letzteres nicht an die Oberfläche gelangt.

Damit dieses natürliche System nicht übermäßig von Menschen gestört wird, ist das Baden im Bärensee nur eingeschränkt möglich. Viele der großen Salzseen der Welt wurden leider durch Menschen und den Klimawandel bereits geschädigt. Zum Glück kannst du in Salzwasserbecken schwimmen und in einem Salzbad entspannen.

SALZBÄDER

Ein echtes Salzwasserbad lässt sich unmöglich nachbilden, aber ein Bad in Epsomsalz ist ein wunderbarer Ersatz. Epsomsalz ist eigentlich kein Salz, sondern Magnesiumsulfat, ist aber wie Salz wasserlöslich, und die Mischung erdet dich. Forschungen haben ergeben, dass Epsomsalz Muskelschmerzen lindern kann, indem es den Mineralstoffgehalt einschließlich der Elektrolyte im Körper ausgleicht; deshalb baden viele Sportlerinnen und Sportler in Epsomsalz.

Du brauchst nur in eine Wanne mit warmem Wasser zu steigen, in das du das Salz, das unter mehreren Markennamen zu haben ist, ins einlaufende Wasser hineinrieseln lässt. Eine im *International Journal of Health Sciences and Research* im Jahr 2023 veröffentlichte Studie hat gezeigt, dass Epsomsalz auch die Schmerzen bei Arthritis lindern kann.

Für Whirlpool-Wannen ist Epsomsalz nicht geeignet. Gib das Salz lieber ins einlaufende warme bis heiße Wasser. Sobald sich das Salz aufgelöst hat, genießt du das Bad für bis zu 15 Minuten. Lass kein Wasser mehr nachlaufen, denn zu viel Zeit in der Wanne sowie das Salz lassen deine Haut sonst austrocknen.

Tupfe deine Haut nur leicht trocken, wenn du aus der Wanne steigst, und creme dich mit einer Lotion aus natürlichen Inhaltsstoffen ein, z. B. Sheabutter. Dadurch entsteht eine Barriere, die verhindert, dass die Feuchtigkeit aus der Haut verdunstet. Ziehe Socken und einen Pyjama an, damit es außerhalb des warmen Badezimmers gemütlich für dich bleibt. Du kannst auch eine Mütze aufsetzen, bis du dich wieder an die Temperatur in deiner Wohnung gewöhnt hast.

Great Blue Hole, Belize

Hast du dich schon einmal gefragt hast, ob ein Ozean bis zum Erdkern reicht? Vom Great Blue Hole vor der Küste von Belize könnte man das denken. Natürlich ist es nicht ganz so tief, aber es sieht auf jeden Fall so aus! Für den berühmten Ozeanografen Jacques Cousteau war es einer der besten Orte der Welt zum Tauchen.

Vielleicht findest du es merkwürdig, dass man sich an einem so tiefen Ort „erden" können soll, aber ein so schöner und inspirierender Ort bietet spirituelles Grounding. Das Great Blue Hole ist auch eine Erfahrung „der Erde", denn die Erde besteht zu 71 Prozent aus Wasser.

Das Great Blue Hole ist eine kreisrunde unterseeische Doline mit einem Durchmesser von etwas über 305 m und einer Tiefe von 122 m. Es gehört zum Belize Barrier Reef Reserve System, einer UNESCO-Weltnaturerbestätte. Im Boden dieses Trichters gibt es Höhlen (ja, mit Tauchbooten hat man den Boden erreicht).

Taucherinnen und Taucher lieben das Great Blue Hole, denn dort leben zahlreiche Fische wie Papageifische und Riffhaie. Denke daran, dass sich beim Schnorcheln oder Tauchen immer Erde unter dir befindet (Sand) und auch neben dir (Korallenriff). Wir verlassen die Erde tatsächlich nur dann, wenn wir fliegen.

Wenn du nicht zum Great Blue Hole reisen kannst, stelle dir ein Bild davon vor. Oder du treibst während der folgenden Meditation im Meer oder in einem See. Ein Schwimmbecken, eine Badewanne oder ein Fußbad tun es auch.

WASSERMEDITATION

Wenn möglich, suche eine kleine Wasserquelle, sodass du das Wasser fließen und plätschern hören kannst. Du kannst auch eine Aufnahme oder ein Video von Regen oder einem Wasserfall anschalten, damit dich das Geräusch des fließenden Wassers umgibt.

Denke ein paar Minuten darüber nach, was Wasser für dich symbolisiert. Etwas, das kontinuierlich ohne Hindernisse fließt? Oder etwas, das sich anpasst und einfach die Richtung ändert, wenn nötig? Die Bedeutung des Wassers ist persönlich nur für dich. Es gibt hier kein Richtig oder Falsch.

Setze oder lege dich bequem hin. Lass dir Zeit, atme tief ein und konzentriere dich beim Ausatmen bewusst darauf, einen Muskel oder Bereich deines Körpers nach dem anderen zu entspannen. Konzentriere dich auf die Stellen, an denen du eine Spannung fühlst. Führe dies so lange wie nötig fort, bis du das Gefühl hast, dass dein Körper keine Ränder mehr hat und du eins mit dem Wasser bist.

Bringe dein Bewusstsein weg vom Körper und hin zu einem Problem, das dich belastet. Stelle dir vor, dass es sich in einer Schachtel mit harten Ecken und Kanten befindet. Jetzt stell dir vor, du bist das Wasser; anstatt von der Schachtel aufgehalten zu werden oder hindurchfließen zu müssen, kannst du um sie herum strömen. Die Schachtel ändert sich nicht, aber sie steht dir auch nicht im Weg. Du kannst um die Schachtel herum fließen und trotzdem ganz bleiben. Atme langsam ein und aus und nimm dir Zeit, um deinen Weg um die Schachtel herum zu finden.

Am Ende stellst du fest, dass du sie überwunden hast. Die Schachtel ist noch da, aber du bist daran vorbeigekommen. Atme weiter tief, bis du das Gefühl hast, dass die Schachtel nichts mehr bedeutet, dass es in Ordnung ist, dass die Schachtel eine Schachtel ist – du musst sie nicht verändern oder weiter mit dir herumtragen.

Wenn du bereit bist, nimm wahr, dass du in der Form des Wassers noch ganz bist und dir die Schachtel nicht mehr im Weg steht oder sich in deinem Reisegepäck befindet. Du hast sie hinter dir gelassen und gehst in deinem Leben weiter voran.

5

GROUNDING-LEBENSMITTEL

„Deine Nahrung soll deine Medizin sein.“

HIPPOKRATES

Michael Pollan, Autor des Buchs *64 Grundregeln ESSEN*, gibt uns folgenden Rat: „Essen Sie Lebens-Mittel. Nicht zu viel. Und vorwiegend Pflanzen“. Ist nicht alles, was wir essen, ein Lebens-Mittel? Nein, wenn es in einer Fabrik gefertigt wurde, ist es ein Produkt zum Essen, aber selten nahrhaft oder gesund.

Eine Kartoffel enthält Ballast- und Nährstoffe und ist relativ kalorienarm. Kartoffelchips hingegen sind kalorienreich, enthalten zusätzlich Fett und Salz und kaum Nährstoffe. Wenn wir eine kleine Kartoffel (eine der Regeln: „Nicht zu viel") mit etwas Sauerrahm (fermentiert, darüber sprechen wir gleich) essen, dann ist das ein richtiges Lebens-Mittel.

Einer der wichtigsten Aspekte bei erdenden Lebensmitteln ist es, entsprechend der Jahreszeit zu essen. Lange Zeit bevor Clarence Birdseye den Transport gefrorener Lebensmittel entwickelte, wurde saisonales Essen vom Ackerbau vorgegeben und war Teil des Lebens „nah an der Erde". Jetzt stehen den meisten Menschen das ganze Jahr über frische Lebensmittel zur Verfügung, also essen wir Erdbeeren, typische Sommerfrüchte, auch im Winter, und Orangen, eine Winterfrucht, auch im Sommer.

Essen mit den Jahreszeiten ist ein Aspekt der ayurvedischen Prinzipien. Ayurveda ist eine alternative Heilmethode mit Wurzeln in Indien. Sie wurde im Westen nicht umfangreich erforscht, aber viele ihrer Grundsätze, z. B. das Essen entsprechend den Jahreszeiten, wurden auch im Westen übernommen.

Ayurveda-Fachleute glauben, dass jedes Lebensmittel eine einzigartige Energie besitzt und spezifisch auf unseren Körper wirkt. Das leuchtet ein. Äpfel enthalten Ballaststoffe, Vitamin C und Kalium, Ananas enthält Vitamin B_6, Kupfer und Niacin. Beide Früchte haben tatsächlich ähnliche Nährstoffe, und wenn westliche medizinische Fachleute von einer „ausgewogenen Ernährung" sprechen, beziehen sie sich auf die gleichen Qualitäten der Nahrungsmittel wie Ayurveda-Fachleute.

In der westlichen Medizin hat man festgestellt, dass Lebensmittel heilsam sind, und das gilt in vielen Kulturen: Hühnersuppe ist das jüdische Penicillin; ein Apfel am Tag hält dich gesund; in Japan gibt man kranken Menschen Misosuppe; der russische Eintopf Borschtsch, kann den Blutdruck senken.

In diesem Kapitel stellen wir fünf Arten von erdenden Lebensmitteln vor, geben Tipps, wie man sie zubereitet, und empfehlen dir ein paar einfache Rezepte für den Anfang.

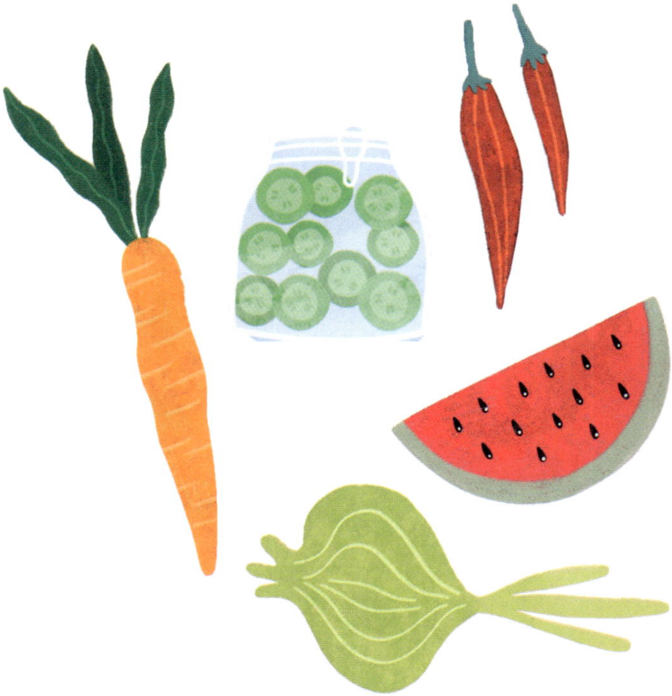

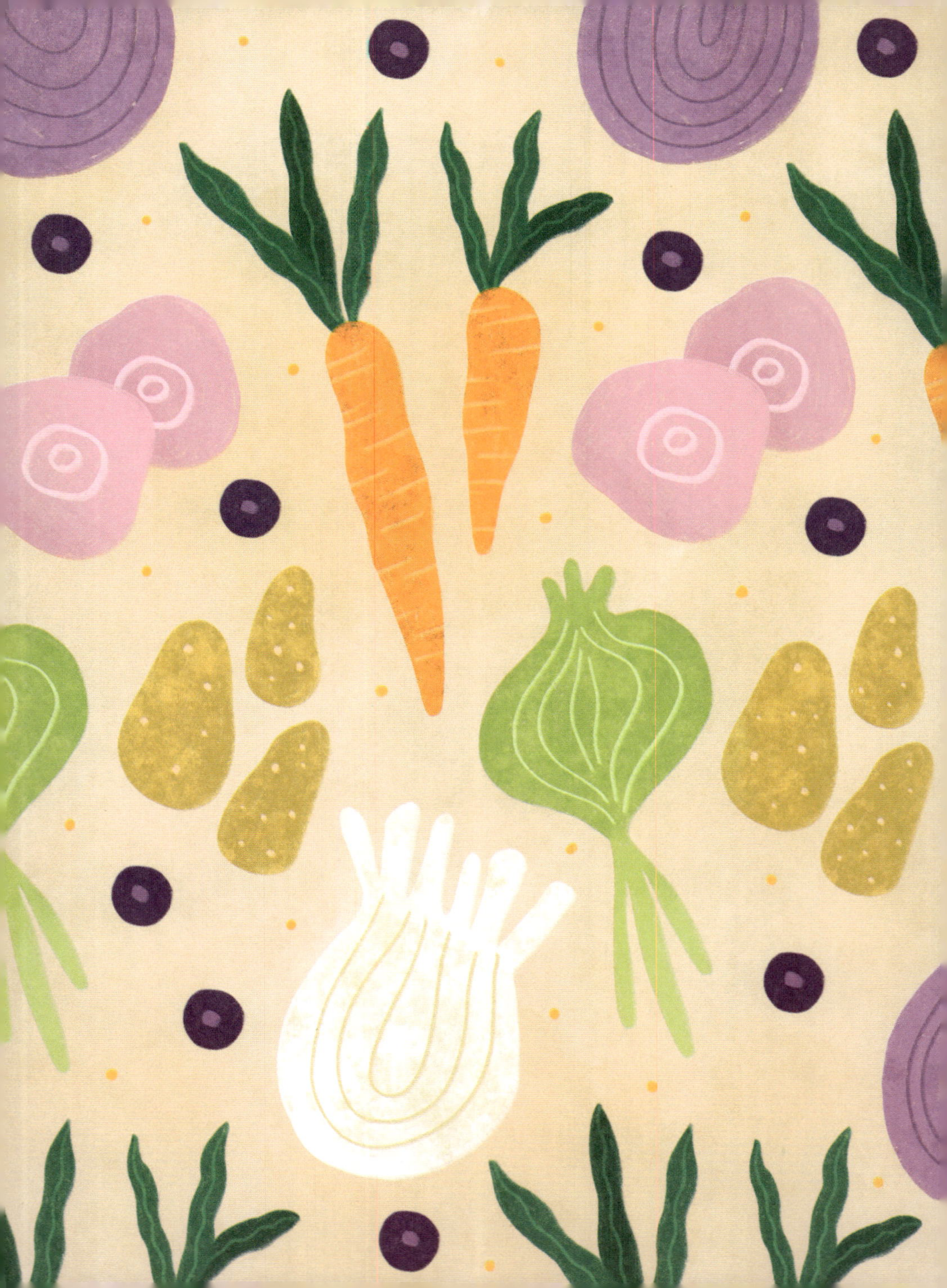

WURZELGEMÜSE

Wurzelgemüse, das (wie der Name schon sagt) in der Erde wächst, ist eine ideale Nahrungsquelle. Voller Vitamine, Mineral- und Ballaststoffe ist diese Lebensmittelgruppe eine perfekte Grundlage für deine Mahlzeiten. Du kannst dich bei jedem Essen mit diesem Gemüse erden. Dazu gehören Möhren, Zwiebeln, Kartoffeln, Knollensellerie, Kohlrabi, Pastinaken, Steckrüben, Rettich, Rüben und rote Bete. Wurzelgemüse lässt sich einfach anbauen und ist eine wunderbare Ergänzung für deinen Garten. Es sind alle Farben des Regenbogens vorhanden, schließlich soll man „bunt essen" – noch eine gute Regel.

Gemäß den National Institutes of Health hilft Wurzelgemüse dabei, sowohl den Stoffwechsel, z. B. die Blutzucker- und Blutfettwerte, als auch den Blutdruck zu regulieren. Es enthält viele Antioxidantien, hat probiotische Eigenschaften und kann Krebs vorbeugen. Antioxidantien sind Vitamine, Mineralstoffe und andere Nahrungsbestandteile, die freie Radikale binden; Letztere können den Alterungsprozess beschleunigen und gesundheitliche Probleme verursachen. Wenn wir diese Nährstoffe essen, anstatt sie über Nahrungsergänzungsmittel aufzunehmen, ist das für uns gesünder.

Viele Gemüsesorten können roh gegessen werden, schmecken aber auch geröstet, gebacken, gedämpft, gedünstet oder eingelegt.

RÖSTGEMÜSE MIT QUINOA

ERGIBT 4 PORTIONEN

- **½ Butternut-Kürbis, geschält und gewürfelt**
- **20 Rosenkohlköpfchen, geputzt und halbiert**
- **60 ml Olivenöl**
- **Salz und Pfeffer**
- **1 TL Paprika**
- **180 ml plus 30 ml Wasser**
- **85 g helle Quinoa**
- **1 Knoblauchzehe**
- **2 EL (30 g) Tahini**
- **3 EL (45 ml) Apfelessig**
- **10 g frisch gehackter Schnittlauch**
- **25 g glatte Petersilie**
- **25 g gehackter Koriander (optional)**
- **20 g Babyspinat**

Ein fantastisches Herbstessen, dem das Tahini trotzdem einen frühlingsfrischen Kick gibt. Tahini sollte man immer im Kühlschrank haben, denn man kann es mit Kichererbsen zu Hummus mixen oder zu einem wunderbaren Dip mit saurer Sahne. Tahini ist eine nahrhafte Paste aus Sesamsamen und reich an Antioxidantien. Das gilt ebenso für Apfelessig, der zusätzlich antimikrobielle Eigenschaften hat. Im Gemüse stecken jede Menge Ballaststoffe, Vitamine und Mineralien und Quinoa liefert wertvolles Eiweiß. Du kannst das Gericht einige Tage im Kühlschrank aufheben und hast immer ein leckeres Mittagessen.

1. Den Ofen auf 220 °C vorheizen. Kürbis und Rosenkohl auf einem Backblech verteilen. Mit 2 EL (30 ml) Öl vermischen und mit Salz und Paprika würzen. 25 bis 30 Minuten rösten und nach der Hälfte der Zeit umrühren, damit alles schön gleichmäßig gart.
2. In der Zwischenzeit 180 ml Wasser zum Kochen bringen. Quinoa und eine Prise Salz hinzufügen. Bei schwacher Hitze köcheln lassen. Nach 15 Minuten sollte kein Wasser mehr im Topf sein. Mit einer Gabel auflockern und in eine Schüssel geben.
3. Knoblauch, Tahini, Essig, restliches Wasser, Schnittlauch, Petersilie und eventuell Koriander in der Küchenmaschine mixen und mit Salz und Pfeffer abschmecken.
4. Spinat gut waschen, denn er wird roh gegessen.
5. In einer großen Schüssel den Tahini-Mix mit Quinoa und Gemüse mischen, Spinat hinzufügen und mit Salz und Pfeffer würzen.

GEMÜSEAUFLAUF

Dieses Rezept ist sehr variabel. Du kannst aus der Gemüsemischung eine Pastete machen (dieses Rezept ist für einen Auflauf ohne Teigboden; mit Teig oben und unten wird es eine Pastete). Du kannst für die Mischung auch jedes beliebige Herbst- oder Wintergemüse verwenden oder Gemüsereste aufbrauchen. Der Auflauf steckt voller Ballast- und Nährstoffe und wird durch das Buchweizenmehl im Teig noch ein bisschen gesünder.

ERGIBT 6 PORTIONEN

240 ml Gemüsebrühe

1 EL (10 g) Maisstärke

1 Pastinake, geschält und gewürfelt

1 Kartoffel, geschält und gewürfelt

1 Sellerieknolle, geschält und gewürfelt

1 Zwiebel, gewürfelt

3 Möhren, geschält und gewürfelt

50 g gehackte frische Petersilie

1 TL Salz

Pfeffer nach Belieben

4 EL (60 g) Butterflöckchen

FÜR DEN TEIG

120 g Weizenmehl

60 g Buchweizenmehl

1 EL (15 g) Backpulver

1 TL Salz

6 EL (85 g) kalte Butter in kleinen Stücken

180 ml Schlagsahne

Mehl zum Ausrollen des Teigs

1. Den Backofen auf 170 °C vorheizen.
2. In einer kleinen Schüssel Maisstärke und Gemüsebrühe verrühren.
3. Das Gemüse in eine Auflaufform aus Glas füllen (33 cm × 23 cm), mit dem Gemüsebrühemix übergießen und umrühren. Mit Salz und Pfeffer abschmecken. Butterflöckchen darauf verteilen.
4. Jetzt den Teig herstellen: Mehlsorten, Backpulver und Salz in einer großen Schüssel vermischen.
5. Butterstückchen hinzufügen und mit den Fingern in der Mischung zerkrümeln, bis sie aussieht wie grober Sand.
6. Langsam die Schlagsahne mit einer Gabel unterrühren.
7. Den Teig zu einer Kugel formen.
8. Auf einer bemehlten Oberfläche den Teig 6 mm dick ausrollen, bis er etwas größer als die Auflaufform ist.
9. Den Teig auf die Form legen und mit einer Gabel Löcher in die Oberfläche stechen.
10. Ca. 30 Minuten im Ofen backen, bis der Teig braun ist oder das Gemüse dampfend blubbert, wenn der Auflauf serviert wird.

SUPPE MIT WEISSEN BOHNEN, GRÜNKOHL UND LAUCH

ERGIBT 6 PORTIONEN

60 ml Pflanzenöl

230 g Champignons, geputzt und gehackt

3 Lauchstangen, geputzt und in dünne Ringe geschnitten (weiße und hellgrüne Teile)

3 Möhren, in 1,5 cm große Stücke geschnitten

1 Bund Grünkohl, ohne Stängel und in 5 cm große Stücke geschnitten

420 g weiße Bohnen

960 ml Gemüsebrühe

Salz und Pfeffer

Gehackte frische Petersilie (optional)

Dieses Rezept erdet dich aus verschiedenen Gründen. Erstens enthält es mehr als nur ein paar Zutaten „aus der Erde“, nämlich weiße Bohnen, Lauch, Möhren, Champignons und Grünkohl. Zweitens ist es warm und herzhaft, aber nicht sehr kalorienreich, und damit nahrhaft, aber dennoch leicht.

1. Das Öl in einem Suppentopf auf mittlerer Hitze erwärmen.
2. Champignons, Lauch und Möhren hinzufügen und andünsten, bis sie etwas weicher geworden sind, dabei gut umrühren.
3. Den Grünkohl in den Topf geben und weiterrühren, bis er weich wird und zusammenfällt.
4. Bohnen und Brühe dazugeben und verrühren. 15 Minuten kochen lassen.
5. Nach Geschmack mit Salz und Pfeffer würzen. Jede Portion mit frischer Petersilie bestreuen (wenn du möchtest) und servieren.

PASTINAKENSUPPE MIT WALNÜSSEN

Aus dem Buch Marcus Off Duty *von Marcus Samuelsson. Samuelssons Originalrezept enthält wärmende indische Gewürze und viel Knoblauch. Diese Version ist milder und bringt die Süße der Birnen gut zur Geltung.*

ERGIBT 6 PORTIONEN

2 EL (30 ml) natives Olivenöl

1 kg Pastinaken, geschält und gewürfelt

1 TL Salz, etwas mehr zum Abschmecken

2 TL (5 g) Kardamom

1 l Wasser

700 ml Gemüsebrühe

350 ml Schlagsahne

Gemahlener schwarzer Pfeffer nach Geschmack

FÜR DAS TOPPING

1 TL natives Olivenöl

60 g gehackte Walnüsse

1 EL (15 ml) frischer Zitronensaft

1½ TL Walnussöl

1 kleine Boscs- oder Anjou-Birne, fein gehackt

1 EL (4 g) gehackte Petersilie

1 EL (4 g) gehackter Estragon

Salz nach Geschmack

Gemahlener schwarzer Pfeffer nach Geschmack

1. Das Olivenöl bei mittlerer Hitze in einem großen Topf erhitzen.
2. Pastinaken hinzufügen und etwa 5 Minuten unter Rühren anrösten, bis sie leicht braun sind.
3. Kardamom und 1 Teelöffel Salz dazugeben, 2 Minuten weiterrühren.
4. Wasser, Gemüsebrühe und Sahne hinzugießen und zum Köcheln bringen. Das Gemüse etwa 25 Minuten darin weichkochen.
5. Vom Herd nehmen und mit einem Pürierstab sehr fein pürieren.
6. Für das Topping Olivenöl in einer mittelgroßen Pfanne erhitzen. Walnüsse hineingeben und unter Rühren etwa 3 Minuten goldbraun rösten. Vom Herd nehmen und Zitronensaft hinzufügen. Die Mischung in eine kleine Schale geben und mit Walnussöl beträufeln. Auf Raumtemperatur abkühlen lassen und dann Birne, Petersilie und Estragon unterrühren. Mit Salz und Pfeffer würzen.
7. Die Suppe in einen sauberen Topf umfüllen und mit Zitronensaft, Salz und Pfeffer abschmecken.
8. Auf Teller verteilen und mit dem Topping bestreuen.

FERMENTIERTE LEBENSMITTEL

Schon seit Generationen werden frische Lebensmittel fermentiert und damit haltbar gemacht; man legt Gurken ein und macht aus Kohl Sauerkraut. Laut Ernährungsforschung sind fermentierte Lebensmittel aber auch sehr gesund. Die den Fermentationsprozess anregenden Mikroorganismen erzeugen Vitamine und Mineralstoffe, produzieren verdauungsfördernde Enzyme und entfernen unterdessen Nicht-Nährstoffe. Biologisch aktive, von den Fermentationsbakterien produzierte Peptide sind ebenfalls gesund. Dazu gehören z. B. blutdrucksenkende konjugierte Linolsäuren (CLA). Andere biologisch aktive Peptide haben probiotische und antimikrobielle Eigenschaften und wirken sich dadurch positiv auf das Verdauungssystem aus.

HINWEIS: Zwischen Fermentieren und Einlegen wird hier nicht deutlich unterschieden. Beim Fermentieren werden Lebensmittel durch natürliche Gärung haltbar gemacht, beim Einlegen durch die Zugabe von Salz oder sauren Flüssigkeiten wie z. B. Essig.

Lebensmittel kannst du einfach einlegen, indem du sie mit Salz, Zucker, Gewürzen und Kräutern mit kochendem Wasser übergießt. Du kannst mit Gemüse und anderen Zutaten experimentieren und Essig nach Geschmack verwenden.

Nicht alle fermentierten Lebensmittel sind eingelegt. Joghurt, saure Sahne und andere Milchprodukte werden mit lebenden Bakterienkulturen fermentiert. Aber auch hier wird aus einem Lebensmittel – Milch oder Sahne – durch eine weitere Zutat ein anderes.

Grundsätzlch haben alle Fermentationsprozesse einen gewissen medizinischen Wert. Laut den National Institutes of Health enthält Joghurt Kalzium, verschiedene Mineralstoffe wie Kalium und Phosphor und die Vitamine A, B2 und B12. Er ist nährstoffreich und – zumindest ohne zugesetzten Zucker – kalorienarm. Am besten kaufst du zuckerfreien Naturjoghurt und gibst einen Teelöffel Honig oder frisches Obst dazu (oder beides!), dann hast du sowohl den Geschmack als auch die Kalorien unter Kontrolle.

Einem 2022 in *ReNew: Technology for a Sustainable Future* veröffentlichten Artikel zufolge kann man sich mithilfe von Fermentation erden, weil man Lebensmittel aus einer Jahreszeit auch in einer anderen weiterhin essen kann. Damit wir das im Sommer angebaute Gemüse auch im Winter genießen können, müssen wir es konservieren – und die Fermentation ist dafür eine altbewährte Methode.

GESCHMORTER SZECHUAN-TOFU MIT GEMÜSE

ERGIBT 4 PORTIONEN

6 - 8 EL (90 - 129 ml) Öl

450 g Tofu, trocken und gewürfelt

1 kleine Aubergine, geschält und in Streifen geschnitten

700 g Champignons in Scheiben

170 g grüne Bohnen, kleingeschnitten

60 ml plus 45 ml Wasser

1 EL (15 g) Chilipaste

2 Knoblauchzehen

3 EL (50 g) Tamari

4½ EL (70 ml) Reiswein oder trockener Sherry

Dieses Gericht gehört zum fermentierten Essen, weil Tamari fermentiert ist, Tofu jedoch nicht. Wenn du einen Wok hast, kannst du ihn gern benutzen. Deine Pfanne sollte heiß sein, das Öl darf jedoch nicht rauchen.

1. In einem Wok oder einer Pfanne etwa 3 EL (45 ml) Öl bei mittlerer Hitze erhitzen.
2. Die Hälfte des Tofus ins heiße Öl geben und unter Rühren anbraten. Wenn er goldbraun ist, auf einem mit Küchenkrepp ausgelegten Teller abtropfen lassen. Die Pfanne ausreiben, wieder Öl hineingeben und mit dem übrigen Tofu wiederholen.
3. Das restliche Öl in die Pfanne gießen, erhitzen und die Aubergine 3 Minuten unter Rühren anbraten.
4. Champignons, grüne Bohnen und Knoblauch dazugeben und weiterrühren, bei Bedarf mehr Öl hinzufügen.
5. 60 ml Wasser angießen, den Deckel auf die Pfanne legen und 5 Minuten dünsten.
6. In einer kleinen Schüssel Chilipaste, Tamari, Reiswein und 3 EL (45 ml) Wasser mischen.
7. Hitze reduzieren und den Tofu zusammen mit der Tamarimischung zurück in die Pfanne geben. Etwa 3 Minuten unter Rühren erwärmen.
8. Das Gericht auf 4 Schalen verteilen und servieren.

EINGELEGTE GURKEN

Wer man Gemüse einlegt, kann die Ernte des Sommers auch im Winter noch essen. Gurken sind dafür besonders beliebt, aber es funktioniert mit vielen Gemüsesorten, z. B. auch mit Zwiebeln. Da die Gläser in diesem Fall nicht eingekocht oder versiegelt werden, musst du den Inhalt innerhalb weniger Tage essen, deshalb ergibt dieses Rezept keine große Menge, sondern nur eine kleine für Salate oder Sandwiches. Mit kleinen Einlegegurken gelingt es am besten, lange Salatgurken sind hier weniger geeignet.

ERGIBT 8 PORTIONEN

70 g Salz

180 ml kochendes Wasser

3 Eiswürfel

700 g Gurken in dünnen Scheiben

3 Knoblauchzehen, zerdrückt

1 kleines Bund frischer Dill, gehackt, oder 1 EL (2 g) getrockneter Dill

1. In einer großen Schüssel Salz und kochendes Wasser verrühren, bis das Salz gelöst ist, Eiswürfel hineingeben und auf Raumtemperatur abkühlen.
2. Gurken, Knoblauch und Dill dazugeben und mit kaltem Wasser aufgießen.
3. Das Gemüse in der Schüssel vorsichtig mit einem Teller abdecken und diesen beschweren, damit das Gemüse unter Wasser bleibt.
4. Etwa 8 bis 12 Stunden später probieren.
5. Gurken mit Salzlake in Schraubgläser füllen und in den Kühlschrank stellen. Der Geschmack wird sich durch das Kühlen nicht mehr stark verändern.

HINWEIS: Köchinnen und Köche richten sich beim Einlegen von Gurken selten nach genauen Angaben und verwenden Wasser, Knoblauch, Salz und Dill (auch Koriander oder Selleriesalz) nach Geschmack. Ein Grund mehr, nur kleine Mengen herzustellen und die Lieblingsgewürze und -mengen herauszufinden. Die Wassermenge ist nicht entscheidend, doch der Geschmack sollte nicht zu sehr verwässert werden. Die Salzlake kann für Cocktails oder zum Kochen anderer Gerichte weiterverwendet werden.

AUBERGINEN MIT JOGHURTSOSSE

ERGIBT 4 PORTIONEN

230 g griechischer Vollmilchjoghurt

2 Knoblauchzehen, gerieben

3 TL (15 g) Salz

1 TL Chilipulver

4 EL (60 ml) Wasser

4 Auberginen, in 2,5 cm dicke Scheiben geschnitten

60 ml Pflanzenöl

6 Pflaumentomaten, gehackt

3 EL (25 g) Granatapfelkerne

8 Blätter Minze

Dieses Rezept, Borani Banjan, kommt aus Afghanistan. Es wird als Appetizer oder Beilage gereicht. Die Aubergine wird in Öl gebraten, hier aber in der Heißluftfriteuse zubereitet, das ist einfacher. In Geschäften für Waren aus dem Nahen Osten findest du wahrscheinlich die Gewürze, die in Afghanistan verwendet werden. Du brauchst Chilipulver, aber du kannst auch andere gemahlene Gewürze oder Pfeffersorten ausprobieren.

1. In einer mittelgroßen Schüssel Joghurt, Knoblauch, 1 TL Salz, ¼ TL Chilipulver und 2 EL (30 ml) Wasser verrühren. Abdecken und kühl stellen.
2. Die Heißluftfriteuse auf 200 °C vorheizen.
3. In einer großen Schüssel Auberginen, Pflanzenöl, 1 TL Salz und ½ TL Chilipulver vermischen.
4. Die Auberginen in den Korb der vorgeheizten Heißluftfriteuse geben und 12 Minuten garen, bis sie sich leicht mit einer Gabel anstechen lassen.
5. Tomaten, 1 TL Salz, 2 EL (30 ml) Wasser und das übrige Chilipulver bei mittlerer Hitze in eine gußeiserne Pfanne geben. 5 Minuten köcheln lassen, bis die Tomaten zerfallen.
6. Alles (außer dem Joghurt) auf Raumtemperatur abkühlen lassen.
7. Die Joghurtsoße auf dem Boden eines großen, flachen Tellers verteilen, darauf die Auberginenstücke geben und mit der Tomatensauce bedecken.
8. Zum Schluss Granatapfelkerne darüberstreuen, mit Minzblättern garnieren und servieren.

JOGHURT-SMOOTHIE

Dieses Smoothie-Rezept lässt sich mit jeder Sorte Beeren variieren. Anstatt der Roten Bete kannst du für einen grünen Smoothie Grünkohl oder Spinat verwenden. Das Obst solltest du jedoch nicht weglassen, sonst wird der Smoothie nicht süß, sondern bitter. Es können auch Saaten wie Chia oder Leinsamen dazugegeben werden.

Dieses einfache Rezept kannst du mit jedem beliebigen Obst, Saft, Gemüse und Süßungsmittel zubereiten.

ERGIBT 1 PORTION

80 g Naturjoghurt

60 ml Orangensaft

110 g gefrorene Beeren (die Sorte ist egal)

40 g gewürfelte Rote Bete, roh oder geröstet

1 TL Honig

Eiswürfel oder Wasser

1. Alle Zutaten in einen Mixer geben und 1 Minute lang fein pürieren. Sofort servieren.

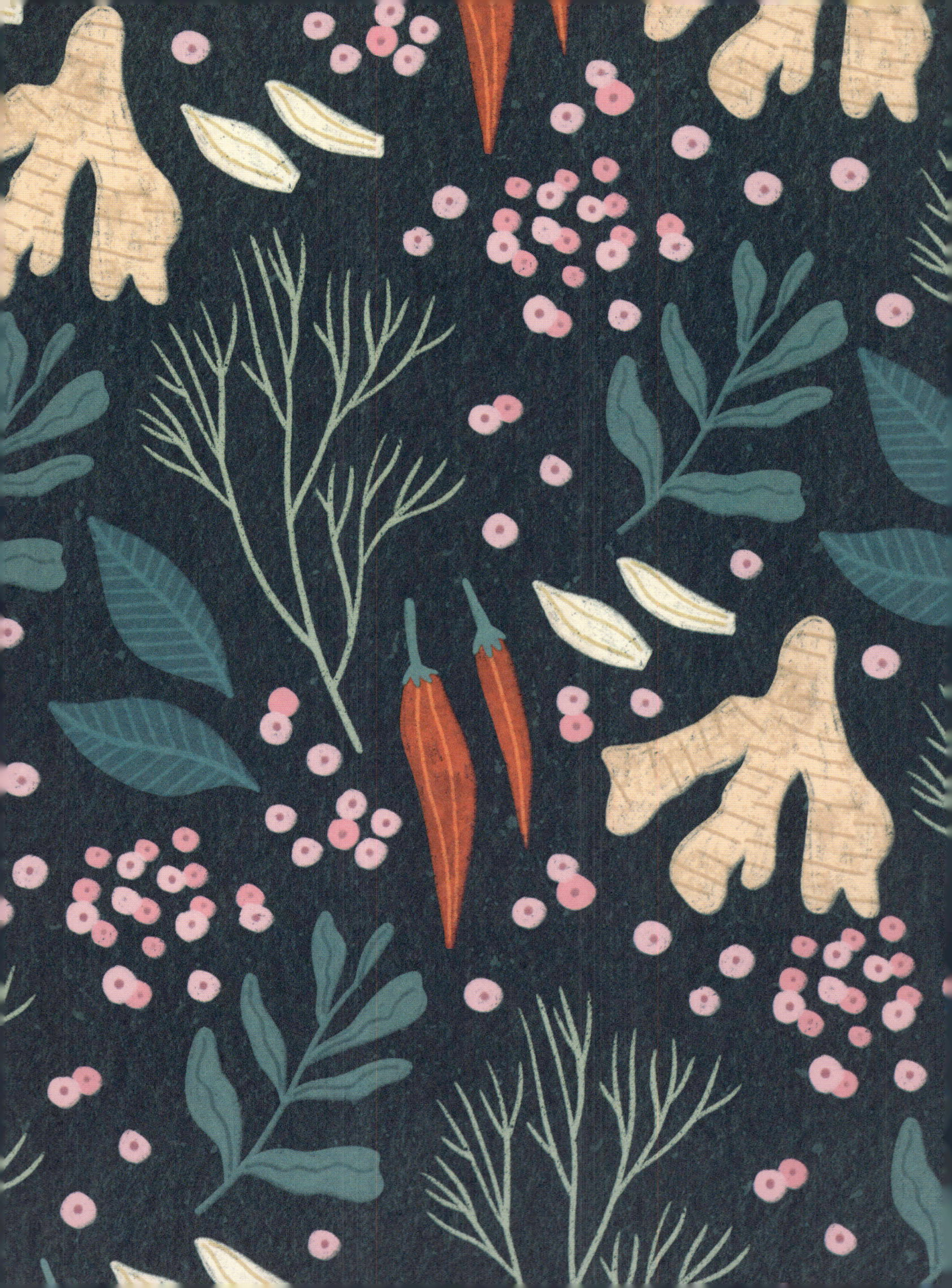

GEWÜRZE UND KRÄUTER

Die Wärme von Zimt. Die Frische von Petersilie. Die Schärfe von Ingwer. Die pfeffrige Note von Basilikum. Gewürze und Kräuter verleihen einem Gericht nicht nur Aroma und Lebendigkeit, sondern haben auch noch einen medizinischen Nutzen. Sie machen nicht nur aus einem guten Essen ein großartiges Essen, sondern sind auch gut für die Gesundheit – großartig!

Gewürze werden aus verschiedenen Pflanzenteilen hergestellt, z. B. Rinde, Blüten, Früchte, Blätter, Rhizome, Samen und Stängel. Sie sind im Gegensatz zu Kräutern selten grün und stammen meist von nicht holzbildenden Pflanzen. Kräuter sind grüne Blattteile und junge Pflanzenstängel. Einige Gewürze sind tatsächlich Früchte, etwa Chilischoten, deren getrocknete Samen wir zum Würzen verwenden. Gewürze gibt es gemahlen oder im Ganzen, Kräuter kannst du frisch oder getrocknet kaufen. Am würzigsten werden deine Gerichte mit Gewürzmischungen, von denen es je nach Kultur ganz spezifische gibt wie Curry, Masala oder Zatar.

Wenn du weniger Zucker beim Kochen verwenden möchtest, sind Gewürze genau das Richtige für dich, denn dank ihres intensiven Aromas brauchst du weniger Süße für den Geschmack. Anis zum Beispiel ist 13-mal süßer als Zucker, so dass du damit in deinen Rezepten Zucker sparen kannst. Allerdings schmeckt Anis nach Lakritz, was nicht jede:r mag.

Viele Gewürze und Kräuter wie Ingwer, Minze, Senf, Meerrettich und Kurkuma haben erdende medizinische Eigenschaften. Sie erden dich deshalb, weil sie aus der Natur stammen – Ingwer ist z. B. ein Rhizom (eine Wurzelknolle) einer tropischen Blühpflanze. Minze und Senf können die Nasennebenhöhlen befreien.

Kräuter und Gewürze bringen Pflanzen und Natur in die Küche, vor allem bei nicht pflanzlichen Gerichten wie Fleisch. Das frische Grün der Kräuter erinnert an den Wald und Gewürze sind oft aus Pflanzenteilen, die du berühren kannst oder die unterirdisch wachsen. Grounding ist eine Sinneserfahrung, die bei Kräutern und Gewürzen den Geschmackssinn anspricht. Diesen Sinn benutzt du selten, wenn du im Wald spazieren gehst oder deine Füße in den Sand gräbst.

WANDERRIEGEL

Diese Riegel sind perfekt für eine Wanderung, denn sie schmelzen nicht und geben dir durch den Zucker genug Energie. Bei langen Wanderungen solltest du nicht nur genügend trinken, sondern auch alle 60 bis 90 Minuten etwas essen, damit du nicht müde wirst.

ERGIBT 18 RIEGEL

6 EL (80 g) Butter

65 g Zucker

65 g brauner Zucker

2 Eier

180 g Mehl

½ TL Salz

½ TL Backpulver

½ TL Zimt

¼ TL gemahlene Nelken

¼ TL gemahlener Ingwer

2 EL (40 g) Melasse, vermischt mit 1 EL (15 ml) warmem Wasser

80 g Rosinen

60 g Pekannüsse, gehackt

1. Den Backofen auf 180 °C vorheizen. 2 Bleche mit Backpapier auslegen und dieses einfetten.
2. Butter und Zuckersorten in eine mittlere Rührschüssel geben und mit einem elektrischen Mixer cremig schlagen, 1 Ei hinzufügen.
3. In einer zweiten Schüssel Mehl, Salz, Backpulver, Zimt, Nelken und Ingwer vermischen.
4. Beide Massen miteinander vermengen und die Melasse hineinrühren.
5. Rosinen und Nüsse unterheben.
6. Den Teig halbieren und jeweils auf ein Blech legen. Mit bemehlten Händen daraus zwei etwa 22 × 8 cm große Rechtecke formen.
7. Das übrige Ei in einer kleinen Schüssel verquirlen und mit einem Backpinsel die Teigstücke damit bestreichen.
8. 15 bis 20 Minuten backen, bis die Oberfläche braun wird. Die Teigstücke in jeweils 9 Riegel schneiden, solange sie noch warm sind. Abkühlen lassen und genießen.

MAISSALAT MIT BUTTER-MILCH UND KRÄUTERN

ERGIBT 8 PORTIONEN

240 ml Buttermilch

60 ml kaltgepresstes Olivenöl

120 g saure Sahne

5 EL (25 g) Dill, gehackt

2 EL (15 g) Schalotte, gehackt

1 TL Knoblauch, gehackt

Viel Salz, weißer oder schwarzer Pfeffer

1,5 kg frisch gekochter Mais

3 kleine Gewürzgurken, der Länge nach geviertelt und dann in dünne Scheiben geschnitten

Dieser Salat passt wunderbar zu einem Picknick. Du musst etwa 5 Maiskolben kochen und dann die Körner ablösen. Das Dressing kannst du nach Geschmack anpassen, vielleicht mit etwas mehr Knoblauch oder verschiedenen Kräutern.

1. In einer großen Schüssel Buttermilch, Öl, saure Sahne, Dill, Schalotte und Knoblauch mischen. Mit Salz und Pfeffer würzen.
2. Mais und Gurken hinzufügen. Alles vermengen und mit Gewürzen abschmecken. Im Kühlschrank gut durchziehen lassen.
3. Bei Raumtemperatur servieren, vorher nochmals gut durchmischen.

WARMES ZIMTMÜSLI

Zimt wird aus der Rinde eines tropischen Baums gemacht und hilft nachweislich dabei, den Blutzuckerspiegel zu senken. Dieses Müsli kann ein leckerer Snack oder ein sättigendes Frühstück sein.

Bei diesem einfachen Rezept können die Zutaten nach Belieben gemischt werden; du kannst mehr von dem benutzen, was dir besonders gut schmeckt und weglassen, was du nicht magst. Deshalb gibt es für die meisten Zutaten Ersatzvorschläge.

ERGIBT 8 PORTIONEN

120 g Walnüsse (oder Mandeln, Pekannüsse oder eine Mischung), fein gehackt

1 EL (15 ml) Ahornsirup oder Honig

2 TL gemahlener Zimt

2 EL (25 g) brauner Zucker (optional)

240 g Haferflocken (keine Schmelz- oder Instantflocken)

10 Medjoul-Datteln (oder Rosinen, getrocknete Cranberrys, getrocknete Feigen, getrocknete Äpfel, getrocknete Aprikosen, Pflaumen oder eine Mischung), fein gehackt

1 TL Salz

1. Den Backofen auf 180 °C vorheizen.
2. Walnüsse und Ahornsirup in eine kleine Schüssel geben, Zimt und braunen Zucker (optional) hinzufügen und vermischen.
3. Ein Backblech mit Backpapier auslegen und die Nüsse darauf verteilen. 5 bis 7 Minuten backen, bis sie goldbraun sind. Aus dem Ofen nehmen und abkühlen lassen.
4. In der Zwischenzeit in einer großen Schüssel Haferflocken, Datteln und Salz vermengen.
5. Die abgekühlten Nüsse dazugeben und gut vermischen.
6. Bei Raumtemperatur in einem luftdichten Behälter aufbewahren. Das Müsli kann mit Milch gekocht, mit Hüttenkäse gemischt oder einfach aus einer Schüssel gegessen werden.

CRÈME BRÛLÉE MIT KARDAMOM

ERGIBT 4 PORTIONEN

960 ml Schlagsahne

3 Kardamomkapseln, zerdrückt

6 große Eidotter

300 g Zucker, plus 2 EL (25 g) Zucker

¼ TL Salz

Crème brûlée gilt als raffiniertes Dessert, ist aber einfach zu machen. Sie besteht aus Sahne, Zucker, Eigelb und Aromen, meist Vanilleextrakt. Das Wort brûlée bezieht sich auf die karamellisierte Kruste, die man mit einem Flambierbrenner oder im Ofen macht. Man kann die Creme aber auch ohne die Knusperkruste essen.

Du brauchst Kardamomkapseln, die du im Gewürzregal der meisten Supermärkte findest. Kardamom kann für süße und herzhafte Gerichte verwendet werden und enthält nachweislich entzündungshemmende chemische Stoffe. Für die Zubereitung brauchst du zusätzlich vier kleine feuerfeste Auflaufförmchen oder Schälchen.

1. Den Backofen auf 170 °C vorheizen.
2. Sahne und Kardamomkapseln in einer Pfanne bei mittlerer Hitze erwärmen und 10 Minuten köcheln lassen, damit die Sahne das Kardamomaroma annimmt. Vom Herd nehmen und abkühlen lassen, dann den Kardamom entfernen.
3. In der Zwischenzeit Eigelb, 300 g Zucker und das Salz in einer Schüssel schaumig rühren, bis die Masse hellgelb wird und alles gut vermischt ist (das dauert ein paar Minuten).
4. Ein Viertel der Sahne unter die Eier und den Zucker schlagen, um die Mischung zu temperieren, damit die Eier nicht gerinnen. Dann die Eier-Zucker-Mischung zur restlichen Sahne geben und aufschlagen.
5. Die Mischung auf vier Auflaufförmchen (à 170 g) verteilen. Diese in eine Backform mit hohem Rand stellen und die Form mit kochendem Wasser bis zur halben Höhe der Auflaufförmchen auffüllen.

Du kannst auch die Förmchen in die Backform stellen, diese in den Ofen schieben und erst dann das kochende Wasser einfüllen.

6 45 Minuten backen und gegen Ende der Backzeit testen: Das Innere sollte noch wackeln. Nicht zu lange backen.

7 Die Form aus dem Ofen nehmen, die Auflaufförmchen herausnehmen und abkühlen lassen. Etwa 5 Stunden im Kühlschrank kalt stellen.

8 Die übrigen 2 Esslöffel Zucker über die Crème in den Förmchen verteilen und mit einem Flambierbrenner karamellisieren. Wenn du keinen hast oder keinen verwenden möchtest, kannst du sie auch für ein paar Minuten unter den Grill in den Backofen stellen, solltest sie dabei aber im Auge behalten. Sofort servieren.

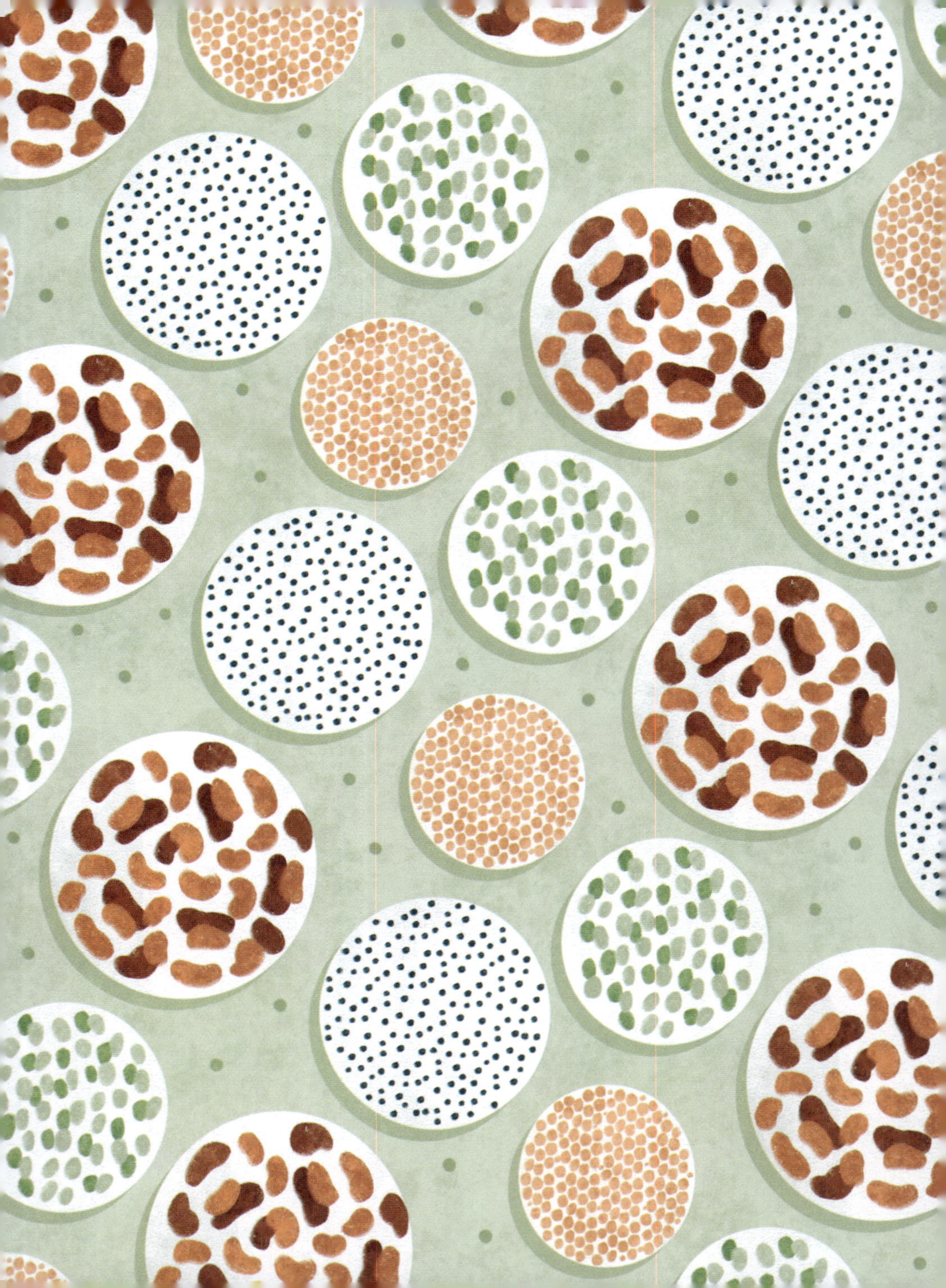

HÜLSENFRÜCHTE

Wahrscheinlich weißt du, dass Erbsen keine Nüsse sind, aber wusstest du auch, dass Erdnüsse das auch nicht sind? Hülsenfrüchte sind Pflanzen aus der Familie der Fabaceae und umfassen Linsen, Ackerbohnen, Kichererbsen, Sojabohnen, Limabohnen und Erdnüsse. Ihre Samen befinden sich in einer „Hülse“. Eine Erbse ist der Samen aus einer Erbsenschote, einer Hülsenfrucht.

Hülsenfrüchte kommen tatsächlich „aus der Erde“. Die Pflanzen nehmen aus dem Boden Stickstoff auf und bieten im Austausch den Bakterien im Boden Kohlenhydrate an. Deshalb werden z. B. Sojabohnen häufig als Zwischenfrucht angebaut, um den Boden mit Stickstoff zu versorgen. Wenn du Hülsenfrüchte isst, dann isst du nicht nur die Bohnen oder Erbsen, sondern auch den Boden, in dem sie gewachsen sind.

Hülsenfrüchte sind eine hervorragende Quelle für pflanzliche Proteine, Folsäure, Ballaststoffe, Eisen und Fettsäuren. Sie haben einen niedrigen glykämischen Index und lassen den Blutzuckerspiegel nicht zu stark ansteigen; damit sind sie besonders geeignet für Menschen mit Insulinsensitivität oder Diabetes. Und dank des hohen Gehalts an Ballaststoffen machen sie obendrein auch noch satt.

LINSENBURGER MIT BLATT-SALAT UND JOGHURTSOSSE

ERGIBT 4 PORTIONEN

140 g braune Linsen, gewaschen

720 ml Wasser

Salz nach Geschmack

1 Schalotte, gehackt

2 große Eier

140 g Paniermehl, nicht aromatisiert

2 EL (20 g) Petersilie, gehackt

2 EL (30 ml) Olivenöl

75 g griechischer Joghurt

1 Prise Cayennepfeffer

1 Kopf Blattsalat

Eingelegte Zwiebeln

Linsen sind extrem nährstoff- und proteinreich. Es ist nicht ganz einfach, sie richtig zu kochen, aber es gibt sie leider nicht so häufig in Dosen wie Bohnen. Manchmal findest du sie vorgekocht in Beuteln, gelegentlich auch schon gewürzt. Dann hast du eben bereits ein Gewürz in den „Burgern“. In diesem Rezept lernst du aber, wie man Linsen richtig kocht.

1. Linsen mit Wasser in einem kleinen Topf zum Kochen bringen. Hitze verringern, mit Salz würzen und etwa 30 Minuten lang weichköcheln. Abgießen und abkühlen lassen.
2. Linsen im Mixer mit Schalotte, Eiern, Paniermehl und Petersilie zerkleinern.
3. Olivenöl in einer beschichteten Pfanne auf mittlerer Hitze erwärmen. Mit angefeuchteten Händen ca. 60 ml des Linsenteigs zu einem Patty formen und insgesamt vier davon in die Pfanne geben. Die Pfanne zudecken und die Pattys auf jeder Seite etwa 5 Minuten braten. Auf Küchenkrepp abtropfen lassen.
4. In der Zwischenzeit den Joghurt mit Salz, Cayennepfeffer, Olivenöl und Petersilie vermischen.
5. Salatblätter auf Teller verteilen, auf jedes Salatblatt ein Patty legen und mit dem Joghurt toppen. Mit eingelegten Zwiebeln servieren.

WEISSKOHL-ENCHILADAS

Enchiladas werden normalerweise mit Tortillas gemacht, also mit verarbeitetem Mehl, und mit viel Fleisch. Das ist lecker, erdet dich aber nicht. Deshalb nehmen wir hier Kohlblätter anstatt Tortillas und Bohnen anstatt Fleisch. Außerdem benutzen wir weniger Käse und dafür mehr Gemüse. Achtung, nicht alle Menschen mögen Koriander – vielleicht verwendest du sicherheitshalber lieber Petersilie.

ERGIBT 5 PORTIONEN

10 Weißkohlblätter
1 EL (15 ml) Olivenöl
1 kleine Zwiebel, gewürfelt
1 kleine grüne Paprikaschote, gewürfelt
1 kleine rote Paprikaschote, gewürfelt
1 Möhre, geschält und gewürfelt
110 g Brokkolireis (fein gehackter roher Brokkoli)
110 g Blumenkohlreis (fein gehackter roher Blumenkohl)
2 Knoblauchzehen
2 TL (6 g) gemahlener Kreuzkümmel
2 TL (6 g) Chilipulver
520 g rote Bohnen aus der Dose
355 ml rote Enchilada-Soße
2 EL (12 g) Koriander oder Petersilie, gehackt
170 g mexikanischer Reibekäse
125 g saure Sahne
1 Limette

1. Den Backofen auf 180 °C vorheizen. Einen großen Topf Wasser zum Kochen bringen.
2. Mit einer Zange jedes Kohlblatt ca. 30 Sekunden ins kochende Wasser halten und auf einem mit Küchenkrepp ausgelegten Teller abtropfen lassen.
3. Öl in einer großen Pfanne bei mittlerer bis starker Hitze erwärmen. Zwiebel, Paprika, Brokkoli, Blumenkohl und Salz hineingeben und weichdünsten.
4. Knoblauch, Kreuzkümmel und Chilipulver unterrühren und die Bohnen, 240 ml Enchilada-Soße und die Hälfte des Korianders hinzufügen.
5. Die Mischung vom Herd nehmen und auf jedem Kohlblatt einen großen Löffel davon verteilen. Die gefüllten Blätter wie Burritos einrollen und in eine 33 × 23 cm große Auflaufform geben.
6. Die übrige Enchilada-Soße über den Enchiladas verteilen und mit dem Käse bedecken.
7. Die Auflaufform in den vorgeheizten Ofen stellen und 20 Minuten überbacken.
8. Saure Sahne und Limettensaft verrühren.
9. Die Form aus dem Ofen nehmen, die Enchiladas mit der sauren Sahne beträufeln und mit Koriander garnieren.

LINSENSALAT

Dieser Salat basiert auf einem klassischen französischen Rezept, bei dem ursprünglich Linsen aus Le Puy verwendet werden, einer Stadt im französischen Loiretal. Diese sind aber nicht zwingend nötig, du kannst auch Tellerlinsen benutzen, die du im Supermarkt findest, oder grüne Linsen im Internet kaufen.

Dieser Salat kann warm gegessen werden. Zusätzlich zu den Linsen beinhaltet er andere erdende Zutaten wie Möhren, Zwiebeln und Thymian. Er ist ein perfektes Mittagessen, denn er macht satt und enthält viele pflanzliche Proteine.

ERGIBT 6 PORTIONEN

240 g grüne oder Tellerlinsen

3 Zweige frischer Thymian

Salz und Pfeffer

7 EL (100 ml) Olivenöl

1 Möhre, geschält und fein gewürfelt

1 mittelgroße milde Zwiebel, fein gewürfelt

1 EL (15 ml) Sherry-Essig

½ TL Dijon-Senf

1 kleine Schalotte, gehackt

Frische Petersilienblätter

1. Die Linsen in einem feinmaschigen Sieb abspülen und eventuell kleine Steinchen und verfärbte Linsen entfernen.
2. Einen großen Topf zu drei Vierteln mit Wasser füllen und die Linsen sowie Thymian und Salz nach Geschmack hineingeben. Wasser zum Kochen bringen, Hitze reduzieren und 25 Minuten köcheln lassen. Die Linsen sollen weich, aber nicht matschig sein. Bei Bedarf mehr Wasser dazugeben. Vom Herd nehmen und auf Raumtemperatur abkühlen lassen.
3. In der Zwischenzeit 3 EL (45 ml) Olivenöl bei mittlerer Hitze in einer Pfanne erwärmen. Möhren und Zwiebeln hineingeben und mit Salz und Pfeffer würzen. 6 bis 8 Minuten unter Rühren weich dünsten. Vom Herd nehmen und zur Seite stellen.
4. In einer großen Schüssel die übrigen 4 EL (60 ml) Öl, Essig und Senf mischen und mit Salz und Pfeffer abschmecken.
5. Den Thymian entfernen und die Linsen mit dem Gemüse zur Vinaigrette in die Schüssel geben. Gut verrühren und servieren.

ERBSEN MIT PERLZWIEBELN

Dieses zugegebenermaßen einfache Gericht ist fantastisch erdend. Sehr schade, dass viele Leute es nur zu bestimmten Gelegenheiten kochen. Wenn du Lust auf ein Wohlfühlessen hast, dann ist das hier eine gute Option. Idealerweise nimmt man die Erbsen frisch aus den Schoten (hier können Kinder wunderbar mithelfen). Es dauert zwar eine Weile, bis alle Erbsen geschält sind, aber auch das ist eine erdende Tätigkeit.

ERGIBT 6 PORTIONEN

240 ml Vollmilch

1 Gewürznelke

1 Lorbeerblatt

110 g Perlzwiebeln oder kleine Zwiebeln

230 g frische Erbsen

4 EL (60 g) ungesalzene Butter

2 TL Salz

1 EL (8 g) Mehl

1 TL gemahlener weißer Pfeffer

¼ TL Muskatnuss

Frischer Dill, gehackt

120 g saure Sahne

1. 180 ml Milch, Gewürznelke und Lorbeerblatt in einem kleinen Topf bei mittlerer Hitze zum Kochen bringen. 15 Minuten bei niedriger Hitze köcheln lassen, in eine mittelgroße Schüssel abgießen und feste Bestandteile entfernen. Abdecken und warmhalten.
2. In der Zwischenzeit die Zwiebeln in eine große Pfanne geben. Wasser hinzufügen, die Zwiebeln aber nicht komplett bedecken. 3 EL (40 g) Butter und 1 TL Salz dazugeben. Bei mittlerer bis hoher Hitze etwa 12 Minuten garen und gelegentlich umrühren, bis die Flüssigkeit verdunstet ist und die Zwiebeln goldbraun sind. Die Zwiebeln vorsichtig auf einen großen Teller umfüllen.
3. In derselben Pfanne 1 EL (20 g) Butter bei mittlerer bis niedriger Hitze schmelzen. Mehl hinzufügen, unterheben und die Masse etwa 1 Minute sorgfältig weiterrühren und etwas anbräunen. Die übrige Milch (60 ml) vorsichtig angießen und 3 bis 4 Minuten unter Rühren andicken lassen. Mit 1 TL Salz, weißem Pfeffer und Muskatnuss würzen. Erbsen und Zwiebeln dazugeben und erwärmen.
4. Saure Sahne und frischen Dill darüber geben und servieren.

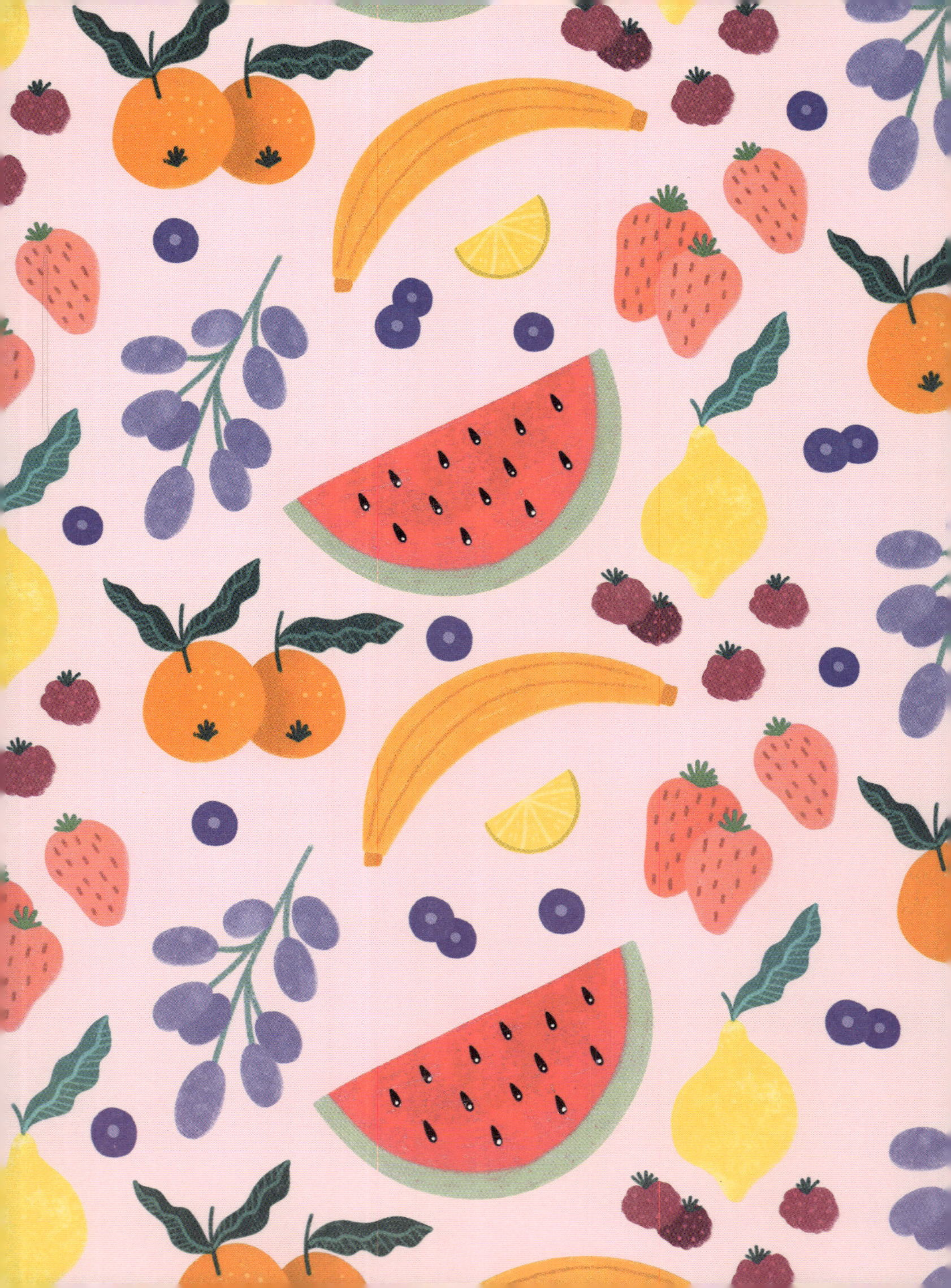

OBST

Ganz offensichtlich wächst Obst an Bäumen oder Sträuchern und kommt somit aus der Erde. Einige Früchte sind allerdings näher an der Erde als andere. Ob die Früchte nun auf Bäumen (Äpfel, Ananas, Grapefruits, Aprikosen), an Sträuchern (Himbeeren, Stachelbeeren) oder an Ranken (Weintrauben) wachsen: Obst bietet einen bunten Regenbogen an Geschmack, der gut für dich ist, und jede Frucht enthält verschiedene Aromen und Nährstoffe.

GEBACKENER EICHELKÜRBIS

ERGIBT 4 PORTIONEN

2 Eichelkürbisse, halbiert
4 EL (60 g) gesalzene Butter
60 ml Ahornsirup
Salz und Pfeffer nach Geschmack

Kürbis wird oft für ein Gemüse gehalten, aber botanisch gesehen gehört er zum Obst. Wie man ihn auch kategorisiert – er ist auf jeden Fall extrem nährstoffreich. Wie andere orange Lebensmittel enthält er viele Antioxidantien, einschließlich Vitamin C und A. Der Eichelkürbis in diesem Rezept kann durch andere Kürbisse ersetzt werden. Und nicht nur das – da es ein süßes Rezept ist, kann er als Dessert gegessen werden, wenn du weniger Weißmehl und Zucker zu dir nehmen möchtest. Es schmeckt richtig lecker.

Zum Süßen ist echter Ahornsirup nährstoffreicher als Zucker. Er enthält gesunde Mineralstoffe wie Mangan, Zink, Kalzium, Kalium, Magnesium und etwas Eisen.

1. Den Backofen auf 200 °C vorheizen.
2. Ein Backblech mit Backpapier auslegen und den Kürbis mit der Schnittfläche nach unten darauflegen. Etwa 45 bis 60 Minuten backen, bis er sich leicht mit einer Gabel anstechen lässt.
3. In einem kleinen Topf die Butter mit dem Ahornsirup bei schwacher Hitze schmelzen lassen.
4. Den Kürbis aus dem Ofen nehmen und das Fruchtfleisch herauskratzen. In einer Schüssel zu einer homogenen Masse zerdrücken.
5. Die Hälfte des Ahornsirups unterziehen und das Mus in eine Servierschüssel oder kleine Schalen umfüllen. Etwas Sirup darübergießen und servieren.

OBSTSALAT MIT CRÈME FRAÎCHE UND HONIG

Am besten nimmt man frisches, regionales Obst für diesen Salat. Kaufe das frischeste und günstigste Obst ein, das gerade Saison hat.

Winter – Äpfel, Birnen, Zitrusfrüchte, Kiwis, Trauben

Frühling – Erdbeeren, Kiwis, Mangos, Kirschen

Sommer – Aprikosen, Wassermelone, Pfirsiche

Herbst – Äpfel, Birnen, Kakis, Granatäpfel

ERGIBT 4 PORTIONEN

500 g kleingeschnittenes Obst (nach Wahl)

240 g Crème fraîche oder saure Sahne

80 g Honig

30 g gehackte Nüsse (nach Wahl)

Frische Minzblätter

1 Das Obst auf vier Schalen verteilen und darauf je einen Löffel Crème fraîche geben. Dann jeweils einen Esslöffel Honig über Obst und Crème fraîche träufeln und mit den Nüssen bestreuen. Mit Minzblättern garnieren.

HINWEIS: Wenn du abends gerne kohlenhydratreiche Naschereien magst, kannst du hiermit verarbeitete Lebensmittel sehr gut ersetzen. Alle Zutaten sind natürlich und erdend und ein Schälchen Obst hat 15 g Kohlenhydrate, genauso viel wie zwei Oreo-Kekse. Natürlich enthält auch der Honig Kohlenhydrate (17 g), aber Crème fraîche und Nüsse tragen Proteine und Fette bei, die die Verdauung von Kohlenhydraten verlangsamen. Außerdem sind Obst und Nüsse ballaststoffreich. Alles in allem wirst du besser satt und nimmst ausgewogenere Nährstoffe zu dir als mit Keksen oder Chips.

APFEL-GALETTE

ERGIBT 8 PORTIONEN

FÜR DEN TEIG

120 g Buchweizenmehl, etwas mehr zum Ausrollen

60 g Hafermehl

2 TL Ahornzucker

½ TL Salz

110 g ungesalzene kalte Butter

5 EL (75 ml) kalte Buttermilch

FÜR DIE FÜLLUNG

1 EL (8 g) Hafermehl

¼ TL Salz

60 g geröstete Pekannüsse, gehackt

500 g in dünne Scheiben geschnittene Äpfel (nach Wunsch auch geschält)

3 EL (35 g) Ahornzucker

2 EL (30 g) kalte ungesalzene Butter, in Würfeln

FÜR DAS TOPPING

1 großes Ei, verquirlt mit 1 EL (15 ml) Wasser

Hagelzucker zum Bestreuen

Im Gegensatz zu den meisten Desserts, die viel Zucker enthalten, gibt es viele erdende Rezepte mit Früchten und sogar Gemüsesorten, die von Natur aus süß und nahrhaft sind. Es fühlt sich aufgrund ihrer erdenden Eigenschaften gut an, sie zu essen, und du hast nicht das Gefühl, sie wären „schlecht" für dich. Eine Galette ist eine etwas rustikal aussehende Tarte.

Dieses Rezept enthält glutenfreies Buchweizenmehl und ist damit perfekt für Personen mit Glutenunverträglichkeit. Das Mehl hat ein nussiges, erdiges Aroma und enthält viele Mineralstoffe wie Magnesium, Mangan, Phosphor, Kalium, Kupfer, Zink und Eisen. Diese Nährstoffe sind in verarbeitetem weißem Mehl nicht mehr vorhanden. Buchweizenmehl enthält außerdem Vitamin B6, Niacin, Thiamin und Folsäure, sowie qualitativ hochwertiges Protein. Das Mehl wird nur gemahlen. Manchmal findest du darin noch Reste der gemahlenen Schalen – das steigert aber nur das Aroma. Keine Sorge, alles wird trotzdem gut nach Äpfeln schmecken!

1. Teig: In einer mittelgroßen Schüssel die Mehlsorten, Ahornzucker und Salz vermischen. Die kalte Butter unterkneten, bis sich erbsengroße Streusel ergeben. Die Buttermilch langsam mit einer Gabel unterrühren. Zunächst nur 4 El (60 ml), dann nach und nach mehr dazugeben, bis du aus dem Teig eine Kugel formen kannst. Die Teigkugel zu einer 2 cm dicken Scheibe zusammendrücken und in Folie gewickelt mindestens 1 Stunde im Kühlschrank ruhen lassen.

2. Den Backofen auf 200 °C vorheizen. Ein Backblech mit Backpapier auslegen.

3 Den Teig auf einer leicht bemehlten Oberfläche mit einem bemehlten Nudelholz 6 mm dick ausrollen, so dass sich ein Kreis mit 25 cm Durchmesser ergibt. Diesen auf das vorbereitete Backblech legen.

4 Füllung: Den Teig mit Hafermehl und Salz bestreuen und dabei einen 2,5 cm breiten Rand frei lassen. Die Pekannüsse in der Mitte der Teigfläche in einem Kreis mit 18 cm Durchmesser verteilen. Die Äpfel in konzentrischen Kreisen über die Nüsse legen und mit dem Ahornzucker bestreuen. Den Teigrand nach oben über die Äpfel ziehen und so einen Deckel formen, dabei die Mitte frei lassen. Butterwürfel in dieser Mitte verteilen.

5 Die Teigoberfläche mit dem verquirlten Ei bestreichen und großzügig mit Hagelzucker bestreuen.

6 Die Galette 20 Minuten lang goldbraun backen. Aus dem Ofen nehmen und am besten lauwarm servieren.

WALDORFSALAT

ERGIBT 6 PORTIONEN

60 g Mayonnaise

40 g griechischer Joghurt

3 EL (45 ml) Honig

1 EL (15 ml) Zitronensaft

4 knackige grüne Äpfel, geschält und gewürfelt

170 g gehackte Walnüsse

75 g halbierte Weintrauben oder Rosinen, abhängig von der Saison

Salz nach Geschmack

Kopfsalatblätter

Dieser Salat ist vielleicht ein bisschen altmodisch, aber ein perfekter Snack. Er steckt voller gesunder Fette aus den Walnüssen und Nährstoffe aus den Früchten. Der griechische Joghurt bringt für dieses traditionelle Rezept ein bisschen Protein mit. Nimm am besten regionalen Honig, denn es hat sich gezeigt, dass er weniger allergische Reaktionen auslöst.

1. In einer kleinen Schüssel Mayonnaise, Joghurt, Honig und Zitronensaft verrühren und nach Geschmack salzen.
2. In einer größeren Schüssel die Äpfel, Walnüsse und Trauben/Rosinen vermischen.
3. Das Zitronendressing über den Apfelmix geben und gut vermengen, eventuell nachsalzen.
4. Auf Salatblättern servieren.

DATTEL-WALNUSS-COOKIES

Dieses Rezept ist für Kinder perfekt geeignet, denn egal wer die Kekse backt: Die Küche wird anschließend eine Grundreinigung benötigen. Sie sind sehr süß, wie es sich für ein Dessert gehört, aber trotzdem aufgrund der Datteln und Walnüsse gesund. Datteln enthalten viele Mineral- und Ballaststoffe, die Walnüsse stecken zusätzlich noch voller Omega-3-Fettsäuren. Im Originalrezept wird Weißmehl verarbeitet und es gibt eine Karamellglasur, aber hier nehmen wir weniger Zucker und nussiges Mandelmehl, das auch schon Süße mitbringt.

ERGIBT 30 COOKIES

30 entkernte Datteln, aufgeschnitten

170 g große Walnusshälften

4 EL (60 g) weiche Butter

150 g heller brauner Zucker

1 Ei, leicht verquirlt

125 g saure Sahne

120 g Mehl

15 g Mandelmehl, fein gemahlen

¼ TL Salz

¼ TL Backpulver

½ TL Natron

1. Den Backofen auf 200 °C vorheizen. 2 Backbleche mit Backpapier auslegen.
2. Jede Dattelhälfte mit einem Stück Walnuss füllen und beiseite stellen.
3. In einer kleinen Rührschüssel Butter und Zucker cremig rühren. Ei hinzufügen und gut unterrühren, dann die saure Sahne hineinrühren.
4. In einer großen Rührschüssel die Mehlsorten, Salz, Backpulver und Natron vermengen. Die Butter-Zucker-Mischung dazugeben und gut vermischen.
5. Mit einer Schüssel Wasser in der Nähe (für die Finger) jede gefüllte Dattel in den Teig tauchen und auf das Blech legen, dabei genügend Platz zwischen den Cookies lassen. Aufgrund der Form liegt der Teig nicht glatt um jede Dattel.
6. 8 bis 10 Minuten backen und die Cookies nach 1 oder 2 Minuten zum Auskühlen auf ein Kuchengitter legen. Bis zu 3 Tage in einem luftdichten Behälter aufbewahren. Nicht einfrieren.

BANANEN-APFEL-BUCHWEIZEN-MUFFINS

ERGIBT 12 MUFFINS

90 g Buchweizenmehl
2 TL (3 g) Backpulver
½ TL Salz
3 große Eier
65 g ungesüßtes Apfelmus
1 zerdrückte Banane
80 ml Honig
190 g Äpfel, geschält und gewürfelt
60 g gehackte Walnüsse

Dieses Rezept eignet sich für Menschen mit Glutenintoleranz, denn es enthält kein Weißmehl. Außerdem ist es gesund, weil kein raffinierter Zucker verwendet wird. Die Muffins können zum Frühstück gegessen oder in einer Lunchbox oder als Wanderproviant mitgenommen werden. Sie lassen sich auch gut einfrieren. Einfach einzeln einwickeln und aufbewahren.

1. Den Ofen auf 175 °C vorheizen und ein Muffinblech mit Papierförmchen auslegen.
2. Mehl, Backpulver und Salz vermengen. In einer anderen Schüssel Eier, Apfelmus, Banane und Honig verquirlen.
3. Die Bananenmischung mit der Mehlmischung verrühren, danach Äpfel und Walnüsse unterheben.
4. Den Teig in die Muffinförmchen füllen und etwa 30 Minuten backen. Mit einem Zahnstocher testen: Es sollte kein Teig mehr daran hängenbleiben, wenn die Muffins fertig sind.
5. Abkühlen lassen und servieren.

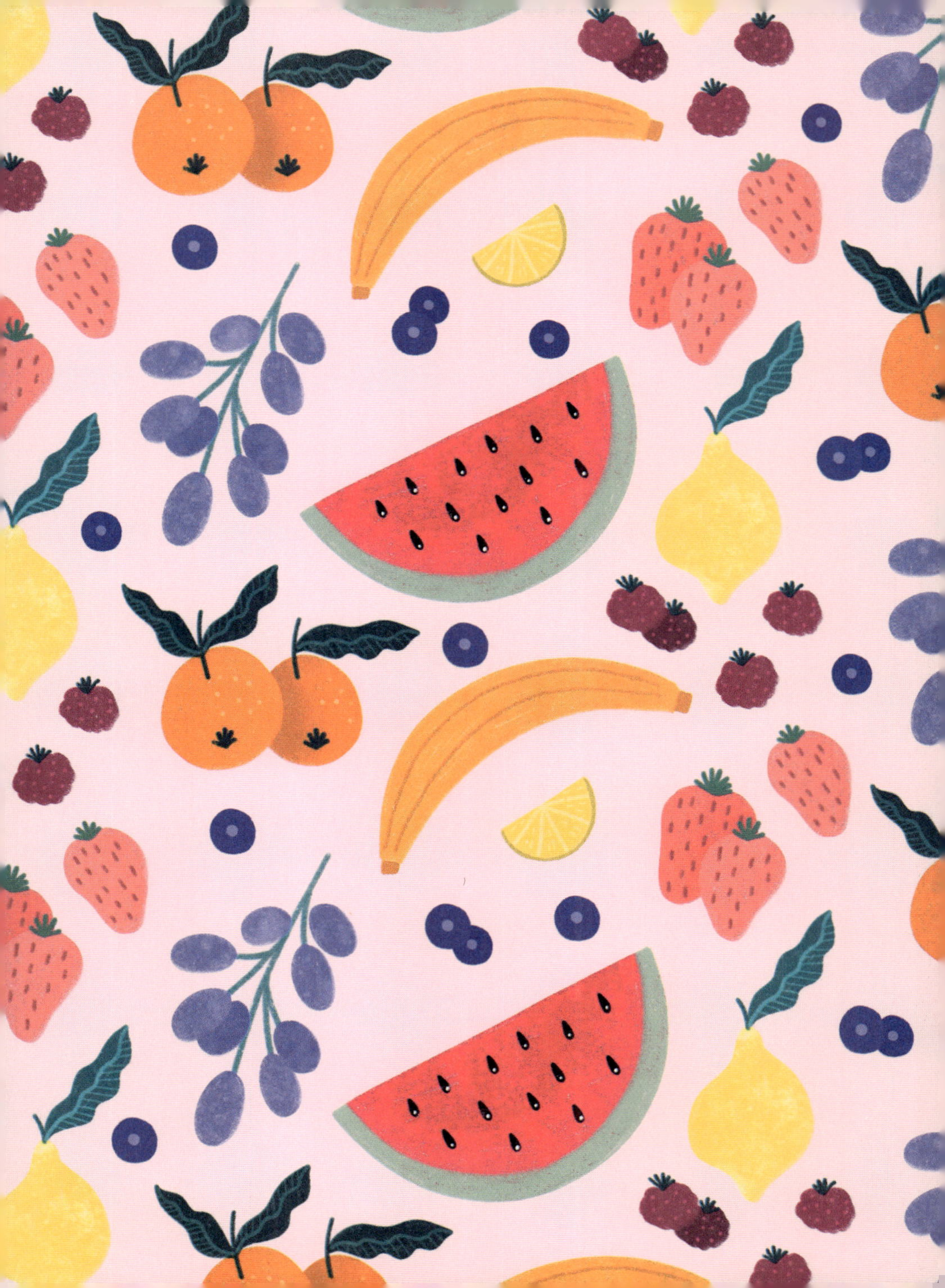

ZUSAMMENFASSUNG

Grounding bringt die Wissenschaften Physik, Biologie und Psychologie zusammen. Der Begriff fällt nicht in den Bereich des New Age, ist aber noch relativ jung. Nach dem Merriam-Webster-Wörterbuch tauchte das Wort *grounded* (geerdet) zum ersten Mal 1958 auf. Später wurde es eine Metapher für ein Gefühl und eine Lebensweise. Das Erden elektrischer Leitungen fand lange vor dem der Menschen statt.

Glücklicherweise hat die moderne Wissenschaft das Potenzial des Groundings für eine bessere Gesundheit erkannt. In Arizona wurde 2024 der erste Grounding-Park in der Nähe von Flagstaff eröffnet.

Barefoot Trail ist ein 1,6 km langer Barfußpfad zur Reflexzonenmassage und bietet Informationen darüber, warum der Ort so wohltuend ist. Es werden Programme angeboten, mit denen sich die Besucher und Besucherinnen am besten mit der Erde verbinden können.

Durch dieses Buch hast du jetzt aber natürlich gelernt, dass du dich überall erden kannst, auch weit weg von der Natur.

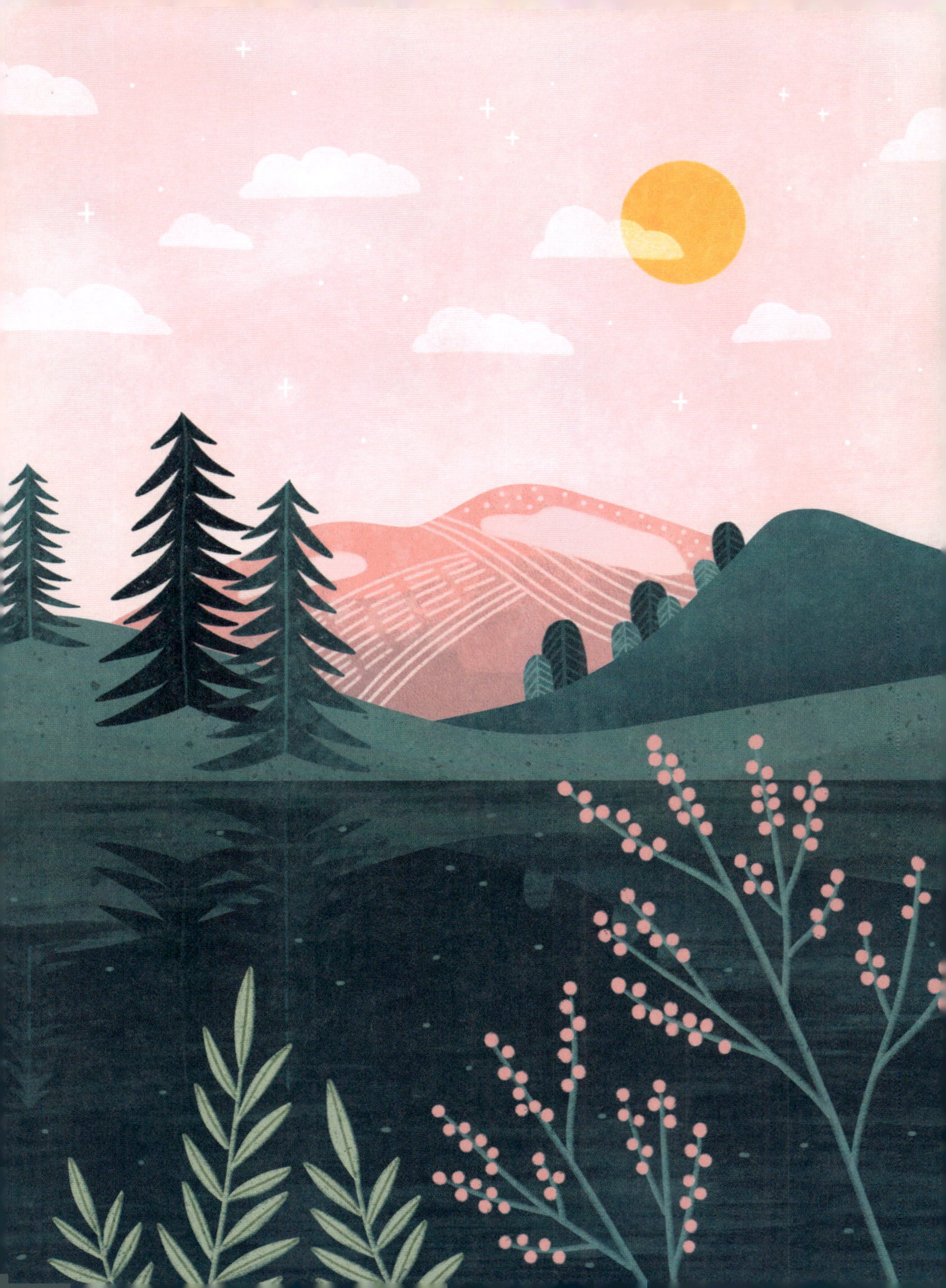

DIE AUTORIN

DONNA RASKIN hat bereits zahlreiche Bücher über Gesundheit, Elternschaft und Fitness geschrieben. Sie fühlt sich am besten geerdet, wenn sie in den Steinbrüchen von Rockport, Massachusetts, schwimmt, und wenn sie Gemüse kocht und isst.

DANKSAGUNG

Mein besonderer Dank gilt Jill Alexander, Winnie Prentiss, Anne Re, Meredith Quinn, Brooke Pelletier, Samantha Bednarek, Tiffany Hill und Bea Müller für ihre Weitsicht und Kreativität.

REGISTER